Petra Neumayer

Zitrone

Multitalent für Vitalität und Schönheit

Über 100 Tipps und Rezepte
mit der Heilkraft der Zitrone

Skripthaus Verlag

Impressum

Hinweis für die Leser:
Dieses Buch dient der Selbsthilfe, die hier vorgestellten Informationen sind sorgfältig erarbeitet und geprüft worden. Die Autorin beabsichtigt nicht, Diagnosen zu stellen oder Empfehlungen zu Therapien zu geben. Die Autorin kann keine Haftung für evtl. Schäden oder Nachteile übernehmen, die sich aus der praktischen Umsetzung der in diesem Buch beschriebenen Anwendungen und Rezepten ergeben. Bitte respektieren Sie die Grenzen der Selbstbehandlung und unterziehen Sie sich bei körperlichen oder psychischen Gesundheitsproblemen einer professionellen medizinischen Behandlung.

Petra Neumayer
Zitrone – Multitalent für Vitalität und Schönheit
Über 100 Tipps und Rezepte mit der Heilkraft der Zitrone
®Scripthaus Verlag, München
Umschlaggestaltung und Layout: Petra Neumayer
Abbildungen/Skizzen: Petra Neumayer
Coverfoto: 123rf.com
Druck: Createspace
Neu überarbeitete Auflage von „Fit und schön mit der Heilkraft der Zitrone" März 2014
ISBN 978-1496107664

Inhalt

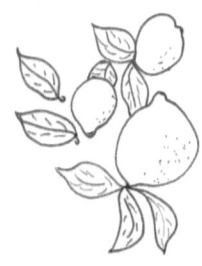

Vorwort

Seit Jahrzehnten haben sich Zitrusfrüchte wie
Zitronen, Limetten, Grapefruit, Orangen oder
Mandarinen einen festen Platz in jeder Obsthand-
lung und in praktisch jedem Haushalt erobert. Bei
Orangen und Mandarinen ist das sicher nicht weiter
erstaunlich, bieten sie uns doch einen erfrischen-
den Wohlgeschmack, der so manchen dunklen
Wintertag mit dem Hauch des sonnigen Südens
aufhellt.

Dass auch die fruchtig-saure Zitrone in fast keinem
Einkaufskorb fehlt, erscheint schon weit weniger
selbstverständlich. Bei genauer Betrachtung gibt es
aber viele Gründe, dieser wertvollen Frucht
besondere Aufmerksamkeit zu schenken:
Geriebene Zitronenschale rundet so manches
Gericht geschmacklich erst richtig ab, Zitronensaft
erfrischt an heißen Sommertagen und ist im Winter
zusammen mit Tee oder heißem Wasser eine
Kraftquelle für unser Immunsystem.

Und besonders in der nasskalten Jahreszeit kann
der Organismus Hilfe im Kampf gegen die allgegenwärtigen Viren und Bakterien sehr gut gebrauchen.
Dieses Buch will aufzeigen, dass die Zitrone einen
wertvollen und vor allem auch natürlichen Beitrag
für die Gesundheits- und Schönheitspflege bietet
und in Küche und Haushalt praktisch unentbehrlich
ist!

Richtig angewendet schenkt uns die Natur mit
dieser Frucht eine wirksame Arznei, die gegen
kleine aber auch schwerwiegendere Beschwerden

und Erkrankungen helfen kann. Und das ganz ohne irgendwelche Nebenwirkungen!

Für die Neubearbeitung dieses Buches habe ich bewusst den Titel „Multitalent" gewählt, gibt es doch kaum eine Frucht oder Heilpflanze, die so viele Talente besitzt. Insbesondere auch die jüngeren Erkenntnisse, dass die basische Zitrone gegen Übersäuerung und die damit einhergehenden Erkrankungen hilft und als Ganzes tiefgefroren sogar den Ruf eines Universalheilmittels genießt, das auch in der Krebstherapie eingesetzt wird, lässt diese Bezeichnung in jedem Fall als gerechtfertigt erscheinen!

Lassen Sie sich mit diesem Buch von der Vielfalt der Anwendungsmöglichkeiten inspirieren! Meine Freude als Autorin ist es, wenn das ein oder andere Rezept dazu beiträgt, die Vitalität zu steigern und Beschwerden zu lindern!

Herzlichst, Petra Neumayer
März 2014

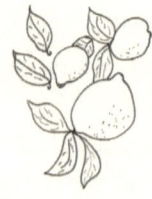

Einleitung

Schon seit dem Altertum wird die Zitrone zur Behandlung von Krankheiten und zur Verfeinerung von Speisen verwendet. Sogar bei der heiligen Hildegard von Bingen, jener mittelalterlichen Mystikerin und Heilerin, die im 12. Jahrhundert auf dem Rupertsberg bei Bingen am Rhein als Äbtissin in dem von ihr selbst gegründeten Kloster wirkte, finden sich Hinweise auf die Heilkräfte der Frucht. Laut Hildegard soll ihr Genuss gegen „das Fieberhafte" im Menschen wirken, was sich in den Anwendungen der Volksheilkunde auch bestätigt. Die alten Römer schätzten die Zitrone – wohlgemerkt die gesamte Frucht mit der Schale – als wertvolles Gegenmittel gegen verschiedenste Giftstoffe.
Spanische Seefahrer und Eroberer nutzten Zitronensaft als unfehlbares Heil- und Vorbeugemittel gegen die Vitamin C- Mangelkrankheit Skorbut und leisteten einen wichtigen Beitrag zur Verbreitung des Zitronenbaumes auf der ganzen Welt.

Allerdings darf man sich nicht vorstellen, dass Zitronen und andere Zitrusfrüchte damals so leicht und billig zu erwerben gewesen wären, wie das heute der Fall ist. Zitronen zählten zu den Luxusgütern und waren nur äußerst wohlhabenden und hohen Herrschaften zugänglich.
Selbst in Deutschland war es noch vor einigen Jahrzehnten noch etwas ganz Besonderes, in der

Adventszeit ein paar Zitronen und Orangen zu kaufen, die als Importartikel aus südlichen Gefilden doch recht teuer waren. Auch ich erinnere mich an meine Kindheit, wenn es vom Nikolaus ein paar Nüsse und Mandarinen gab – ein Luxus, der nicht jeden Tag auf den Tisch kam!

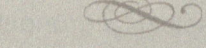

Limonaie am Gardasee

Die Überreste der so genannten „Limonaie" in der italienischen Gardaseegegend zeugen noch heute davon, dass der Anbau von Zitronen für die vom Tourismus seinerzeit noch nicht verwöhnten Trentiner eine wichtige Erwerbsquelle war. Später drückten niedrige Transportkosten die Preise für Zitronen aus Süditalien, Spanien und Griechenland in den Keller. Dadurch wurden die ummauerten norditalienischen Kulturen, die mit großem Aufwand den ganzen Winter über zum Schutz vor der Kälte abgedeckt werden mussten, unrentabel. Aber auch heute noch können Sie von Touristen bestaunt werden.

Heutzutage gilt die Zitrone fast als Universalmittel: Der hohe *Vitamin C-Anteil* im Zitronensaft aktiviert das Abwehrsystem, beschleunigt Heilungsprozesse und schützt die Zellen als wichtiges Antioxidans vor der zerstörerischen Wirkung der so genannten freien Radikale. Die Fähigkeit des Vitamin C freie Radikale unschädlich zu machen, ist in der Therapie von Krankheiten und auch in der Vorbeugung von großer Bedeutung.

Der *Zitronensaft* regt die Tätigkeit von Leber und Galle an, hilft bei Durchfällen und leichten Blutungen und hat einen straffenden und verjüngenden Effekt auf die Haut.

Auch die *Schale der Zitrone* ist keinesfalls nutzlos und zu wesentlich mehr als nur als Backzutat zu gebrauchen. Das darin enthaltene Pektin hat zum einen gelierende Eigenschaften und vermag zum anderen durch seine hohen Bindungskräfte Gift- und Schlackenstoffe aufzunehmen und zur Ausscheidung zu bringen.

Verschiedene Untersuchungen belegen sogar, dass Pektin eine senkende Wirkung auf den Cholesterinspiegel im Blut ausübt. In der Schale befindet sich außerdem ein ätherisches Öl, das sich zur Verbesserung und Desinfektion der Raumluft über eine Duftlampe oder einen Luftbefeuchter bestens eignet. Es hat stark keimtötende Eigenschaften, beruhigt die Nerven, pflegt die Haut und hilft sogar gegen Verdauungsbeschwerden, Schnupfen und Grippe. Auch Pilz- und Virusinfektionen verschiedener Art können erfolgreich damit behandelt werden.

Im Haushalt dient Zitronensaft oder Zitronensäure als ökologisch unbedenkliches Mittel zum Entkalken, Desinfizieren, Entfernen von Flecken und als sanftes Bleichmittel.

Mit etwas Phantasie sind möglichen weiteren Anwendungen des natürlichen Universalhelfers nur wenige Grenzen gesetzt, sodass uns mit der Zitrone ein preiswertes Hilfsmittel für die Gesundheit, zur Schönheitspflege und für den Haushalt zur Verfügung steht.

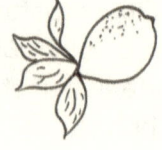

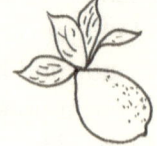

Wie die Zitrone die Welt eroberte

Zitronen, Orangen und sonstige Zitrusfrüchte, wie es sie heutzutage zu kaufen gibt, sind allesamt Züchtungen aus bestimmten Urformen, deren Ursprung gar nicht mehr genau feststellbar ist. Durch Kreuzungen wurden Sorten geschaffen, die an die jeweiligen klimatischen Bedingungen angepasst sind, höhere Erträge versprechen und durch einen angenehmeren Geschmack überzeugen. In diesem Zusammenhang ist es wichtig zu wissen, dass antike oder mittelalterliche Quellen immer von der saftarmen, aber recht aromatischen Zitronatzitrone sprechen, deren kandierte Schale heute als Grundstoff für das besonders in Stollen und anderem Weihnachtsgebäck beliebte Zitronat dient. Wirtschaftlich gesehen spielt diese Zitronenart heute aber nur eine ziemlich untergeordnete Rolle.

Von Indien bis Makedonien

Über den Ursprung der seit dem Altertum kultivierten Zitrone gibt es verschiedene Vermutungen. Mit sehr hoher Wahrscheinlichkeit liegt er im zentralasiatischen Raum. Möglicherweise breitete sich die Pflanze aus dem nordwestlichen Indien über das chinesische Kaiserreich nach Persien und Arabien aus. Auch in Burma, Malaysien und zentralasiatischen Gebieten wie dem heutigen Iran gibt es wichtige Hinweise auf ein sehr frühes Vorkommen des Zitronenbaumes. Auch die alten Ägypter scheinen ebenfalls um die Heilkräfte

und den Nutzen der gelben Sonnenfrucht gewusst
zu haben, wie Zeichnungen in Grabkammern
belegen. Etwas klarer wird die Ausbreitungsge-
schichte des Zitronenbaumes dann um die Zeit
Alexanders des Großen: Dessen siegreiche Truppen
brachten die Pflanze etwa 300 vor Christus von
ihren Feldzügen in Persien nach Makedonien.

Europa und der Mittelmeerraum
Die Zitronenbäumchen gediehen bald prächtig und
verbreiteten sich in der Region des heutigen
Griechenlands. Nach den Griechen kamen auch die
Römer in den Genuss der gesunden Zitrusfrüchte.
Griechen und Römer lernten von den persischen
Sklaven, die sie auf ihren Feldzügen verschleppt
hatten, die Zitrone als Konservierungsmittel, gegen
Ungeziefer, als Reinigungsmittel, zur Bereitung
schmackhafter Speisen und Getränke, zur
Gesundheitsvorsorge und zur Behandlung ver-
schiedener Krankheiten zu nutzen.
Römer und Griechen machten die nützlichen
Zitrusfrüchte schnell zu einem wichtigen
Bestandteil ihrer Armeeausrüstung und trugen so
zur Verbreitung in ganz Südeuropa, Frankreich und
Nordafrika bei.
Zwischen dem 10. und 13. Jahrhundert breiteten
sich Zitronen und auch Orangen besonders schnell
auf verschiedenen Wegen im gesamten Mittel-
meergebiet aus. Die Araber brachten die Früchte
als Bestandteil der maurischen Kultur bei ihren
Feldzügen nach Spanien und Portugal, wo ihr
systematischer Anbau Mitte des 12. Jahrhunderts

erstmals urkundlich erwähnt wurde. Auch die Kreuzfahrer, die mit Schwert und Feuer unter dem Vorwand der christlichen Mission Palästina ausraubten und verwüsteten, brachten Zitruspflanzen von ihren Beutezügen mit nach Europa.

Amerika und Karibik
Die spanischen Conquistadores trugen erheblich dazu bei, dass die Zitrusfrüchte im späten 15. Jahrhundert auch in Amerika und der karibischen Inselwelt heimisch wurden. Zitronensaft erwies sich schnell als ausgezeichnetes Mittel, um den Skorbut zu besiegen, jene Mangelkrankheit, die die Seeleute auf langen Schiffsreisen sehr schwächte.

Was ist Skorbut?

Vitamin-C-Mangel infolge ungenügendem Verzehr von Früchten und frischem Gemüse. Nach einiger Zeit ohne ausreichende Mengen des wasserlöslichen Vitamins traten bei den Seeleuten folgende Symptome auf: Müdigkeit, Muskel- und Gelenkschmerzen, spontane Blutungen,

Man kann sich vorstellen, welch immense Bedeutung die Seefahrer einem Mittel gegen diese Beschwerden, die ein so aufwändiges und gefährliches Unternehmen wie eine Ozeanreise zum Scheitern verurteilen konnten, beimaßen. Christoph Kolumbus führte Samen und höchstwahrscheinlich auch Früchte auf seiner legendären Reise in die Neue Welt mit sich und soll die ersten Zitronenbäume 1493 auf Haiti angepflanzt haben, von wo aus sie sich rasch über die karibischen Inseln verbreiteten.

Im heutigen Florida wurden Zitronen wiederum durch die Spanier, wahrscheinlich schon 1565, angesiedelt. Im Jahr 1769 brachten die Franziskanermönche die Zitronen in ihre Missionen in San Diego, Kalifornien.

Moderne Anbaumethoden

Zitronen werden heutzutage in mehreren Ländern mit tropischem oder subtropischem Klima angebaut. Verschiedene Hybriden der ursprüng-lichen Stammpflanze sind an unterschiedliche Klimagegebenheiten angepasst und auf höchsten Ertrag getrimmt.

Hauptproduzenten von Zitronen sind die USA und Mexiko, wobei in Mexiko wegen des tropischen Klimas vor allem Limetten angebaut werden. In Europa werden die meisten Zitronen in Spanien und Italien geerntet. Die bereits erwähnte Zitronatzitrone wächst hauptsächlich in Griechenland, sowie auf Sizilien und Korsika.

Kleine botanische Exkursion

Die großeFamilie der Rautengewächse
Unter dem Familiennamen Rautengewächse, oder
Rutaceae, finden sich weltweit außer den
Zitrusfrüchten noch rund 150 weitere Gattungen
mit weit über tausend Unterarten. Gemeinsam ist
den Rautengewächsen, dass sie überwiegend in
wärmeren Ländern der Erde Bäume oder Sträucher
ausbilden, die reichlich mit ätherischen Öldrüsen
versehen sind. Daher duften diese Pflanzen meist
stark und sehr angenehm aromatisch.

Die Zitrusfrüchte
Zu den Zitrusfrüchten gehören Apfelsinen
(Orangen), Bergamotten, Grapefruit, Limetten,
Mandarinen und Klementinen, Pampelmusen
(Riesenorangen), Pomeranzen, Zitronatzitronen
und eben die Zitronen. Insgesamt zählen zur
Gattung der Zitrusfrüchte rund 50 Arten.

Kreuzungen aus verschiedenen Zitrusfrüchten
Einige Kreuzungen verschiedener Zitrusarten sind
vom Menschen in der Regel aus kommerziellen
Interessen entwickelt worden. Meist wurden dafür
zwei Zitronenarten in Einzelfällen sogar drei,
untereinander gekreuzt.
Bekannte Kreuzungen oder Hybriden sind Tangelo
aus Mandarine und Grapefruit, Citrange aus der
Apfelsine und Poncirus trifoliata, Citrandrine aus
Mandarine und Poncirus trifoliata, Limequat aus
Limette und Fortunella margarita (=Kumquat).

Bei der Citrangequat wurde dann zusätzlich noch Fortunella margarita zu Apfelsine und Poncirus trifoliata eingekreuzt.

Die wenigsten dieser Hybriden sind von ihren Qualitäten als Speisefrucht den Originalen überlegen. Ihr Wert liegt darin, dass sie aufgrund einer härteren Schale widerstandsfähiger gegen die Witterung und andere Einflüsse geworden sind.
So wächst die Citrange in Florida noch 500 bis 600 Kilometer nördlicher als ihre beiden „Elternteile". Diese Früchte werden zur Herstellung von Nahrungsmittelzusätzen, Aromastoffen und Konservierungsmitteln genutzt.

Der Zitronenbaum
Die Zitrone, oft auch als Limone bezeichnet, wächst auf drei bis fünf, manchmal sogar sieben Meter hohen, buschigen Bäumen. Kleinere Formen sind als Zierpflanzen beliebt. Die jungen Blätter des Zitronenbaumes sind leicht rötlich, gehen mit der Zeit aber recht schnell in ein kräftiges Dunkelgrün über. Sie sind oval und an den Rändern schwach gezackt.
Die Zweige des Zitronenbaumes sind bedornt, und die Triebe tragen manchmal nur im oberen Drittel Laub. Wunderschön anzusehen sind die großen weißen Blüten, die manchmal auch leicht violett gefärbt sind. Die Blüten wachsen einzeln oder in Trauben neben den Dornen aus den Blattachseln. Hauptblütezeit ist das Frühjahr, aber der Baum kann das ganze Jahr über blühen.

Zitrone – Star unter den Zitrusfrüchten

Zitronen werden bis zu zehn Zentimeter lang und erreichen Durchmesser von durchschnittlich sechs Zentimetern. Wäre nicht die wulstige Fruchtspitze, könnte man die Form durchaus mit einem Ei vergleichen.

Die Zitronenschale haftet fest am Fruchtfleisch, ist mäßig dick und hat eine, von hellem gelbgrün bis zu orangegelb reichende Färbung. Am häufigsten ist das wohlbekannte leuchtende Signalgelb. Das Fruchtfleisch ist hellgelb, sehr saftig und sauer und zeichnet sich geschmacklich durch das eindeutige Zitronenaroma aus. Die Haupterntezeit ist Herbst und Winter, kleinere Mengen können aber während des gesamten Jahreslaufes geerntet werden.

Wenn die Bäumchen aus Samen gezogen werden, bringen sie erst nach drei bis fünf Jahren erste Früchte. Deshalb werden meist Zweige durch Pfropfen oder Okulieren auf Stämme aufgesetzt, wo sie schnell anwachsen und schon nach drei bis vier Jahren hohe Erträge bringen. Zitronen vertragen mehr Kälte als Orangen, sind aber kälteempfindlicher als Limetten.

Kreuzungen

Auch mit der Zitrone gibt es Kreuzungen wie die „Meyer Lemon" aus Zitrone und Orange und die Lemonquats aus Zitrone und Kumquats. So genannte Lipos entstehen, wenn Zitronen und Grapefruit gekreuzt werden. Hier dienen die Kreuzungen einerseits dem Aroma der Frucht und andererseits ihrer Frostbeständigkeit.

Alles über Einkauf und Lagerung

Der richtige Einkauf

Zitronen können Sie das ganze Jahre über kaufen, allerdings sollte man sich überlegen, ob man zum billigsten Angebot greift: Häufig kommen niedrige Preise durch sehr chemielastige, industrielle Anbaumethoden zustande, die weder die Natur noch die Plantagenarbeiter schonen. Für letztere bleiben sowieso meist nur sehr schlechte Löhne, wenn Transportunternehmen und verschiedene Zwischenhändler sich ihren Teil genommen haben. Und die Folgekosten des allgegenwärtigen Raubbaues an der Natur fallen letztendlich auf jeden Einzelnen zurück.

Die Zeichen der Reife

Zitronen haben eine gleichmäßige, kräftig gelbe Farbe, wenn sie ausgereift sind. Wenn man sie in die Hand nimmt und leicht drückt, bekommt man den Eindruck von vitaler, kräftiger Elastizität, niemals von Weichheit oder Härte und Starre. Reife Früchte glänzen auch ohne chemische Behandlung. Der starke Glanz, an den wir uns gewöhnt haben, entspricht allerdings nicht der Natur, sondern ist in der Regel künstlich hergestellt. Eine Grünfärbung, auch stellenweise, spricht dafür, dass die Frucht noch nicht richtig ausgereift ist. Sie ist dann meist noch steinhart. Zitronen sind übrigens die einzigen Zitrusfrüchte, die zu Hause im warmen Zimmer innerhalb einiger Tage noch gut nachreifen können.

Wird die Frucht überreif, so entwickelt sich die Farbe hin zu einem deutlich dunkleren gelb, das dann langsam ins bräunliche umschlägt. Braune oder dunkle Flecken, ein deutlich weicherer Griff und eine runzelige Schale sind eindeutige Zeichen der Überreife, die dann in Fäulnis übergehen kann. Risse sind ebenfalls Zeichen von Überreife.

Flecken auf der Frucht?

Vereinzelte Stellen auf einer reif-gelben Frucht, die gut riecht, haben keine Bedeutung, besonders dann nicht, wenn es sich um Ware aus kontrolliert biologischem Anbau handelt. Die Natur ist nicht makellos! Eine Pflanze, die nicht chemisch beeinflusst wurde, kann noch auf die verschiedenen Einflüsse der Natur reagieren. Sie entwickelt dabei besonders starke Abwehrkräfte und gilt daher als sehr reich an den enthaltenen vitalen Inhaltsstoffen!

Achtung: Chemie in Zitrusfrüchten!

Bedauerlicherweise werden auf dem Weg der Frucht, vom Samenkorn über die Pflanze bis zu Ernte, Transport und Lagerung, zahlreiche Chemikalien eingesetzt, die bei empfindlichen Personen zu erheblichen Gesundheitsstörungen führen können. Schließlich sollen die Früchte nach ihrem oftmals langen Weg von der Plantage in die Ladentheke so frisch und appetitlich wie möglich aussehen.

Deshalb werden die Schalen der Früchte mit verschiedenen Phenylverbindungen und anderen Konservierungsstoffen behandelt, um Fäulnis und Pilzbefall zu unterbinden. Auch die gelegentlich verwendeten Einwickelpapiere sind meist chemisch behandelt. Konservierungsstoffe und Wachse, die die Schalen zum Glänzen bringen, können bei Allergikern zu deutlichen Reaktionen führen.

So führte beispielsweise die Wachsart „Montansäureester" in Tierversuchen zu gesundheitlichen Schäden. Seit den frühen 80er Jahren weiß man auch, dass die ganzen Chemikalien nicht vor der Schale halt machen, sondern auch in die zu verzehrende Frucht eindringen können.

Daher empfiehlt es sich besonders bei Zitrusfrüchten auf Ware aus kontrolliert biologischem Anbau, also mit der Kennzeichnung eines anerkannten, ökologischen Anbauverbandes, zurückzugreifen.

Wenn Sie die Schale oder den Saft für Kindernahrung nützen wollen, sollten Sie besonders darauf achten!

So gibt es neben den leider üblichen künstlichen Düngemitteln und den Chemikalien gegen Insekten, Pilz- und Bakterienbefall zudem eine ganze Reihe von Stoffen aus dem Chemielabor, die für ein gleichmäßiges Reifen der Früchte sorgen sollen.

So genannte Fruchtreiferegulatoren und Wachstumshemmer werden eingesetzt, damit auf den riesigen Plantagen möglichst alle Früchte einer Wachstumsperiode zur gleichen Zeit geerntet werden können. Es gibt sogar Chemikalien, die ein leichteres Ablösen der Früchte von den Stielen ermöglichen! Wie so oft stehen hier einzig und allein kommerzielle Interessen im Vordergrund.

Wie sauer ist die Zitrone?

Eine einfache Faustregel kann man sich zunutze machen, um den Säuregrad einer Zitrone richtig einzuschätzen: Hat die Frucht eine recht helle, gelbe Färbung, ist sie aller Erfahrung nach ziemlich sauer, ein kräftigeres, dunkleres Gelb verspricht etwas mehr „Süße" – auch wenn dieses Wort im Zusammenhang mit Zitronen auch etwas gewagt erscheint.

Verwechseln Sie die hier angesprochene helle Gelbfärbung bitte nicht mit dem Übergang von grün zu gelb, also der Reifung. In diesem Stadium ist jede Zitrone relativ saftarm und vor allem furchtbar sauer. Dann ist noch nichts verloren, aber die Frucht braucht einige Tage im warmen Zimmer zum Nachreifen.

Die richtige Lagerung

Hier gilt die Faustregel: Kühle zum Lagern, Wärme zum Reifen! Frische Zitronen können in einem normal temperierten Raum etwa eine Woche aufbewahrt werden, ohne dass die Qualität leidet. Natürlich nimmt der Vitamin-C-Gehalt bei der Aufbewahrung langsam ab. Aber in einer kühlen Speisekammer oder im Gemüsefach des Kühlschrankes halten sich Zitronen unter Umständen bis zu vier Wochen. Allerdings sollten sie nicht dicht gedrängt liegen noch in Plastik verpackt sein, damit Luft zirkulieren kann.

Zitronen und andere Zitrusfrüchte geben nach und nach ihre ätherischen Öle an die Umgebung ab. Lagern Sie sie nicht zu eng mit anderen Lebensmitteln, deren Geschmack leicht verfälscht werden kann. Konnten Sie keine Zitronen bekommen, die schon gut ausgereift sind, dann legen Sie sie einige Tage einzeln nebeneinander in einen warmen, hellen Raum, z.B. in Ihre Küche. Sie werden dann in Kürze nachreifen.

Zitronen, die über mehrere Wochen ihr vordergründig frisches Aussehen nicht verändern, sollten einen mündigen Verbraucher stutzig machen. Die Wahrscheinlichkeit, dass das Obst massiv chemisch behandelt wurde, ist dann leider recht groß.

Zitronen gehören nun einmal zu den Frischelebensmitteln, die nach aktuellem Bedarf eingekauft und innerhalb einiger Tage verbraucht werden sollten. Nur dann kommt Ihnen auch das Maximum an gesunden Vitaminen und weiteren Vitalstoffen der Zitrone zu Gute.

Achtung Schimmelpilz!

Bildet sich Schimmel auf der Oberfläche Ihrer Zitronen, sollten Sie sehr vorsichtig sein. Besonders schwarzer oder grauer Schimmel darf keinesfalls verzehrt werden, weil die enthaltenen Aflatoxine ausgesprochen giftig sind und im Verdacht stehen, Krebs zu erregen. Einen leisen Anflug von Schimmel können Sie noch abwischen, wenn die Zitrone sofort und ohne Schale, also zum Entsaften verwendet wird. Bei stärkeren Schimmelablagerungen sollten Sie die Frucht ohne zu zögern wegwerfen!

Grundsätzlich durchzieht Schimmel lockere, weiche und luftige Lebensmittel schneller und stärker als feste und harte. Ist Schimmel auf Brot, Frisch- oder Weichkäse außen zu sehen, können Sie davon ausgehen, dass das Lebensmittel ungenießbar, weil schimmeldurchsetzt, geworden ist.

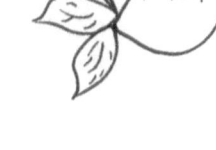

Das 1 x 1 des Entsaftens

Zitronen speichern ihren Saft in kleinen Kammern, die beim Auspressen zum Platzen gebracht werden. Sie können die Ausbeute steigern, indem Sie die Zitrone vorher für einige Minuten in gut handwarmes Wasser legen und anschließend auf einer harten Unterlage mit kräftigem Druck einige Male hin und her rollen. Dadurch werden die Zellwände der Saftdepartments schon mürbe, geben beim Pressen schneller nach und der Saft kommt, aus allen Winkeln der Zitrone heraus.

Tipp!

Eine auseinander geschnittene Zitrone können Sie noch ein bis zwei Tage aufheben, wenn Sie sie mit der Schnittfläche nach unten auf eine Untertasse in den Kühlschrank legen! So haben Sie immer kleine Saftmengen parat. Schnittflächen nie auf Metall legen, die Zitronensäure löst sonst Metallionen heraus!

Am vitaminreichsten ist frischer, sofort verwendeter Saft. Es lohnt sich also in jedem Fall, sich die Mühe des Entsaftens immer wieder neu zu machen. Eine Möglichkeit für den Notvorrat ist es, frischen Saft tiefzukühlen. Dafür eignen sich gut Eiswürfelbereiter jeder Art, weil man dann den gefrorenen Saft portionsweise nach Bedarf auftauen kann.

Fertiger gekaufter Zitronensaft in Flaschen ist nur empfehlenswert, wenn er 100% naturrein ist, also ohne Aroma- und Konservierungsmittel verarbeitet wurde. Beim Fertigsaft fehlt natürlich ein gewisser Gehalt an Fruchtfleisch, in dem noch eine Menge an Vitaminen und anderen wertvollen Inhaltsstoffen enthalten sind.

Limette - die kleine Schwester der Zitrone

Limetten, oder botanisch *Citrus aurantifolia*, englisch *Lime*, sind enge Verwandte der Zitrone. Sie sind meist gemeint, wenn in Rezepten für Drinks und Cocktails von „Limejuice" die Rede ist. Anders als ihre größeren gelben Verwandten sind Limetten eher rund und bleiben auch im reifen Zustand grün. Ihr Saft ist ähnlich sauer wie der der Zitrone, hat aber ein stärkeres und frischeres Aroma, weshalb er in Asien und Mittelamerika gerne als Speisezutat verwendet wird. So wird im Iran, Irak und in Nordindien oft eine Limette pro Portion zerdrückt und mit dem Reis mitgekocht. Diese Beigabe passt besonders gut zum langkörnigen Basmati-Reis. In Cocktails sorgt die Limette für ein erfrischendes Geschmackserlebnis.

Zitronenbaum selbst kultivieren

Da die Zitrone ihre Heimat in den warmen Regionen Asiens hat, braucht man wohl nicht besonders betonen, dass es in unseren Breiten nicht ganz einfach ist, ein Zitronenbäumchen zu pflanzen und zum Blühen zu bringen. Die besten Pflanzzeiten sind Frühjahr und Frühsommer. Grundsätzlich ist es wichtig, darauf zu achten, dass der Boden eine gute Drainage hat, d.h., dass das Wasser sich nicht um die Wurzeln staut, was zu Wurzelschäden und schließlich zur Welke führen kann.

Sechs bis neun Meter Freiraum braucht ein ausgewachsenes Bäumchen für seine Krone, man darf die Pflanzen also nicht zu dicht setzen. Der Standort muss sehr sonnig sein, und sollte von scharfen, kühlen Nordwinden verschont bleiben. Ist der Boden steinig, so muss ein sehr großes Pflanzloch ausgehoben werden. Der Baum wird gesetzt, das Loch aufgefüllt und Pflanzerde sorgfältig festgestampft, damit keine Hohlräume entstehen. Das Erdreich mit reichlich Wasser einschlämmen. Feuchtigkeit ist gut, sie darf sich nur nicht am Stamm oder den Wurzeln stauen. Gut für ein erfolgreiches Anwachsen ist eine kompostreiche Erde, es kann auch etwas getrockneter Kuhdung zugemischt werden. Rund einen Monat lang wird drei- bis viermal pro Woche bewässert. Der Stamm soll dabei nicht direkt begossen, sondern das Wasser mit etwas Abstand im Kreis darum ausgebracht werden.

Der Pflanzraum um den Stamm muss auch von Trieben anderer Pflanzen freigehalten werden, die dem Zitronenbäumchen die Nährstoffe streitig machen könnten.

Dünger kann in geringen Mengen zwei- bis dreimal im Jahr gegeben werden.

Bei Krankheiten oder Mangelerscheinungen muss man schnell reagieren, wobei sich besonders das direkte Besprühen der Blätter mit Nährlösungen gut bewährt hat. Pauschale Empfehlungen kann man nur schlecht geben, da die Art der Erkrankung oder des Mangels vom Fachmann möglichst genau bestimmt werden muss, um weder die Pflanze noch den Boden und das Grundwasser mit ungeeigneten Mitteln zu belasten.

Das Beschneiden des Baumes wird nur notwendig um abgestorbene Zweige zu entfernen oder die Form des Baumes zu erhalten.

Wintergarten und Gewächshaus

Wer nicht in wärmeren Klimazonen lebt, dem dürfte es kaum gelingen, ein blühendes und früchtetragendes Zitronenbäumchen im Freiland über einen kalten Winter zu bekommen.

In diesem Fall kann man auf spezielle, kleinwüchsige Züchtungen im botanischen Fachhandel zurückgreifen, die in Pflanztröge gesetzt werden und in der kalten Jahreszeit Platz im Wintergarten finden. Wer ein frostsicheres, großes Gewächshaus sein eigen nennt, kann darin nach drei Jahren Zitronen ernten.

Die Heilkraft der Zitrone

Die Zitronenschale

Wenn wir die Frucht von außen nach innen betrachten, haben wir zunächst die leuchtend gelbe Schale vor uns, die in vielen tausenden winzigen Öldrüsen das wertvolle ätherische Zitronenöl enthält. Die eigentliche gelbe Schale ist recht dünn und geht in die weiße Unterhaut über. Nur der gelbe Schalenanteil ist zu gebrauchen, um Speisen zu verfeinern, die Unterhaut schmeckt sehr bitter und kann schon in geringen Mengen eine ausgeklügelte Gewürzkomposition verderben. Daher sollte man unbedingt darauf achten, mit der Reibe oder dem Gemüseschäler nicht zu tief zu kommen! Das heißt aber nicht, dass die bittere Unterhaut nicht etwa gesund wäre! Ganz im Gegenteil! Doch davon später mehr.

Gelb ist gesund!
Karotinoide sind Farbstoffe, die hauptsächlich in gelb-orangefarbenem Obst und Gemüse vorkommen und auch in der Zitronenschale zu finden sind. Hauptvertreter ist das -Karotin, ein so genanntes Provitamin. -Karotin wird im Darm durch die Wirkung von Enzymen in Vitamin A umgewandelt. Vitamin A oder Retinol ist für das Wachstum des ganzen Körpers wichtig. Die Produktion von Samenzellen und somit die Fortpflanzung aller höheren Lebewesen funktioniert nur, wenn ausreichend Vitamin A vorhanden ist. Vitamin A - Mangel führt zu einer Schwächung der

Sehkraft, da die Sinneszellen der Netzhaut retinol-
abhängig sind. Auch das Riechvermögen lässt
nach. Die Schleimhäute im Körper werden
durchlässig für Krankheitserreger, die Haut neigt
zur Trockenheit und verhornt.
Vitamin A ist außerdem ein wichtiger Radikalenfänger und senkt das Entstehungsrisiko von
bösartigen Gewebsentartungen, also Karzinomen.
Die Abwehrkraft unseres Organismus wird durch
eine ausreichende Zufuhr von Vitamin A erhöht.
Bekannt für einen hohen Gehalt an Provitamin A
sind Aprikosen, Karotten, frischer Löwenzahn,
frische Kräutermischungen, Fenchel, Spinat,
Grünkohl und Mangold. Sie werden natürlich gleich
einwenden, dass die genannten Blattgemüse nun
wirklich nicht gelb sind, aber das macht nichts. In
grünen Pflanzen hört das entsprechende Karotinoid
auf den Namen Xanthophyll. Der Saft der Zitrone
enthält hingegen nur äußerst wenig Karotin.

Das Öl in der Schale
Das ätherische Zitronenöl können Sie nicht nur
riechen, sondern auch sehen! Jedes Kind kennt das
besonders zur Weihnachtszeit beliebte Spiel, die
Schale einer Zitrusfrucht in die Nähe einer
brennenden Kerze zu halten und dann zu pressen.
Die herausschießenden Öltröpfchen verbrennen
unter leisem Zischen mit einem schönen, bunten
Funken. Zitrusöle bestehen zu rund 90% aus so
genannten Monoterpenkohlenwasserstoffen. Im
Zitronenöl sind noch zirka 3,5% Citral enthalten.

Es macht den typischen Zitronenduft aus. Da man zur Gewinnung eines Liters Zitronenöl rund 3000 Zitronen benötigt, sind wir darauf angewiesen, fertiges „Oleum citri aetheroleum" zu kaufen, wenn wir uns seine vielseitigen Heileigenschaften zunutze machen wollen. Das geruchsbestimmende Citral kann inzwischen künstlich hergestellt werden, so dass man beim Einkaufen darauf achten muss, naturreine Ware zu bekommen. Der Kauf von ätherischen Ölen für Heilzwecke ist und bleibt Vertrauenssache!

Die Einsatzmöglichkeiten des Zitronenöles sind in der Aromatherapie so vielseitig für das psychische und physische Wohlbefinden, dass ich ihnen ein eigenes Kapitel auf Seite 55 widmen möchte.

Flavonoide: In der weißen Unterhaut
Nun sind wir also auf die weiße Unterhaut vorgestoßen, die wir zaghaft probieren und wahrscheinlich gleich das Gesicht verziehen, weil sie sehr bitter schmeckt. Diese Bitterstoffe haben jedoch die Eigenschaft, unseren Verdauungs-apparat hervorragend anzuregen und wirken stärkend auf den gesamten Organismus. Nicht umsonst sind die wirksamsten Kräuter und Tinkturen, die die Naturheilkunde kennt und anwendet häufig reich an Bitterstoffen. Denken Sie nur an die berühmten Schwedenkräuter oder an Heilpfalnzenpflanzen wie Tausendgüldenkraut oder die Enzian- oder Kalmuswurzel.

Der besondere Schatz, den die Zitrone vor allem in der weißen Unterhaut birgt, sind aber die so genannten Flavonoide. Diese Biostoffe haben bedeutende Funktionen im Stoffwechsel. Sie sind praktisch bei allen chemischen Reaktionen, die in irgendeiner Weise mit der Aufnahme und Abgabe von Elektronen zusammenhängen, beteiligt. Außerdem wirken Flavonoide in engem Zusammenhang mit dem Enzymsystem, ohne dessen katalytische, also beschleunigende Wirkung, die Millionen biochemischer Abläufe in einem lebenden Organismus nicht möglich wären.

Diese Bioflavonoide sind in der ganzen Frucht enthalten, besonders reichlich aber in der weißen Unterhaut zwischen gelber Schale und Fruchtfleisch. Immer mehr Erkenntnisse sprechen dafür, dass die Zufuhr von reichlich Bioflavonoiden mit der Nahrung vorteilhaft ist, um Gefäßschädigungen, Herzinfarkt, Schlaganfall und sogar Krebserkrankungen vorzubeugen.

Bekannte Flavonoide sind z.B. Rutin, Querzitrin, Citrin, und, Hyperosid, Anthozyanidin, Hesperidin und viele andere. Diese Biostoffe werden im Körper nicht gespeichert und haben auch keine schnelle Wirkung. Führt man sie aber kontinuierlich mit der Nahrung zu, greifen sie regulierend in den Stoffwechsel ein und lindern auf sanfte Art vor allem chronische Erkrankungen.

Dank ihres breit angelegten Wirkungsprinzipes greifen sie bei zahl-reichen Stoffwechselproblemen. So werden Durchblutungsstörungen, Venenentzündungen, Herz- und Kreislaufschwäche, Nierenleiden, psychische Veränderungen reguliert. Besonders gut sind diese Naturstoffe auch zur

Vorbeugung. Eine weitere, wichtige Eigenschaft von Bioflavonoiden ist, dass sie vielfach die heilsame Wirkung von Vitaminen unterstützen.

Noch vor einigen Jahrzehnten dachten die Forscher, sie hätten es direkt mit einem Vitamin zu tun und nannten die Bioflavonoide Vitamin P. P steht für Permeabilität, also Durchlässigkeit. Man hatte nämlich festgestellt, dass Bioflavonoide die Durchlässigkeit der Blutgefäße beeinflussen können und einen wertvollen Beitrag zur Behandlung von chronischen Entzündungen der Schleimhäute leisten. Heute weiß man, dass es sich nicht um ein Vitamin, sondern um eine bestimmte Gruppe von Pflanzenstoffen handelt.

Flavonoide verstärken und ergänzen die entzündungswidrige und die abwehrstärkende Wirkung des Vitamin C um ein Vielfaches, indem sie das Vitamin vor Oxidation schützen. Daher ist es effektiver, bei Zahnfleischentzündungen, Aphthen und ähnlichen Problemen, täglich eine bis zwei ganze Zitronen zu essen, als nur Vitamin C einzunehmen!

In Sachen Vorbeugung profitieren Sie besonders von der „Gesundheitsbombe: gefrorene Zitrone", siehe Seite 63.

Immer mehr Forschungsarbeiten belegen, welche enorme Rolle die so genannten sekundären Pflanzenstoffe neben den Vitaminen, Mineral- und Ballaststoffen für die Gesundheit spielen: Wer täglich reichlich frisches Obst und Gemüse isst, wird mit Wirkstoffen versorgt, die z.B. das Krankheitsrisiko für Krebs oder Herz-Kreislauf-

Krankheiten senken, das Immunsystem anregen, die Heilung von Entzündungen fördern und regulierend auf den Blutzuckerspiegel wirken. Diese sekundären Pflanzenstoffe können durch Vitaminpräparate nicht zugeführt werden, sondern nur durch eine ausgewogene, pflanzenreiche Ernährung.

Tipp!

Komplett getrocknete Zitronenschale, also weißer und gelber Anteil, kann wunderbar zur Teebereitung verwendet werden. Die Schale passt mit ihrem milden Zitronenaroma gut zu den allermeisten Kräutermischungen, und Sie kommen in den Genuss der wertvollen Inhaltsstoffe der Schale.

Bei der Verwendung der Schale sollten Sie natürlich nur auf Bioware zurückgreifen!

Das Fruchtfleisch

Etwa 70% der Gesamtmasse der Zitrone sind feste Bestandteile, also Schale und Fruchtfleisch, der Rest ist Saft. Nun haben Sie bereits erfahren, dass die Vitalstoffe nicht im Saft allein enthalten sind, sondern in der ganzen Zitrone. Besonders von den Vorzügen der Schale haben wir bereits gehört. Aber auch das Fruchtfleisch hat Einiges zu bieten! Vitamin A zum Beispiel geht beim Auspressen kaum in den Saft über, sondern bleibt zurück. Das Vitamin C steckt nur zu einem geringen Teil im Fruchtfleisch, Eisen und Kalzium werden jedoch zu 30% bis 60 % mit den ausgepressten Fruchtresten weggeworfen!

Faserstoffe für einen gesunden Darm

Auch die so genannten Pektine gehen bei der Saftzubereitung praktisch verloren. Jede Pflanzenzelle enthält in ihren Zellwänden Faserstoffe, die für die Stabilität der Zelle wichtig sind und im menschlichen Darm nicht verdaut werden können.

Zu diesen Faserstoffen gehören die Pektine, die rund 30% des Trockengewichtes von Zitronenschale und Fruchtfleisch ausmachen. Damit ist die Zitrone vor Äpfeln und verschiedenen Beeren eine der pektinreichsten Früchte überhaupt.

Weil die Pflanzenfasern nicht verdaut werden können, rechnet man sie zu den so genannten Ballaststoffen. Diese etwas abschätzige Bezeichnung ist nicht gerechtfertigt, sie sind kein Ballast, sondern für eine reibungslose Verdauung unbe-

dingt notwendig! Deshalb halte ich „Faserstoff"
oder „Füllstoff" für die gelungenere Bezeichnung.
Faserstoffe gelangen nach der Zerlegung der
Nahrung in Magen und Dünndarm nahezu
unverdaut mit dem Nahrungsbrei in den Dickdarm.
Dort werden Wasser und eine ganze Reihe von
Nähr- und Vitalstoffen aufgenommen und der
verbleibende Rest schließlich ausgeschieden. Die
Pektine sorgen durch ihre Quellfähigkeit dafür, dass
der Darminhalt gleitfähig bleibt und die Darm-
muskulatur zur Arbeit angeregt wird. So bleibt der
Nahrungsbrei nicht liegen, und es entstehen keine
Gärungs- oder Fäulnisgase.
Dank der Fähigkeit Wasser und andere Stoffe wie
ein Schwamm aufzusaugen, binden Pektine auch
Giftstoffe und bringen sie zur Ausscheidung. So
werden Stoffwechselschlacken, Krankheitserreger
oder verschiedene Umweltgifte besser ausgeschieden, wenn man sich faserstoffreich, also mit
einem hohen Obst- und Gemüseanteil, ernährt.
Zudem stellt sich mit faserstoffreicher Nahrung
beim Essen auch eher das Sättigungsgefühl ein.
In den reichen Ländern Europas und Amerikas
beträgt der Faserstoffanteil statistisch gesehen nur
etwa 10% der Nahrungsmenge, in ärmeren
Ländern (hier sind nicht Hungergebiete gemeint!)
dagegen etwa 60%! In diesen Regionen sind
Fettleibigkeit, chronische Verstopfung und zahlreiche „Zivilisationskrankheiten" nahezu unbe-
kannt. Auch schwere Krankheiten wie z.B.
Dickdarmkrebs gibt es dort nachweislich viel
weniger als bei uns. Wer sich pektinreich ernährt,

also auch Zitronen mitsamt dem Fruchtfleisch verzehrt, hat darüber hinaus noch gute Chancen, das Cholesterin-Risiko besser in den Griff zu bekommen.

Verschiedene klinische Studien belegen, dass pektinreiche Ernährung den Anteil an schädlichem LDL-Cholesterin im Blut senken kann und damit auch das Risiko für Gefäßerkrankungen, Herz- und Gehirninfarkt. Cholesterin ist übrigens ein wichtiger Baustein jeder Körperzelle und nichts grundsätzlich Schlechtes. Ohne Cholesterin kann keine Zellwand gebildet werden, die die Körperzellen schützt. Auch viele Enzyme brauchen Cholesterin. Sehr wichtig ist, dass die Gesamtcholesterinmenge im Körper und im Blut nicht zu hoch ist und das Verhältnis von „schlechtem" LDL-Cholesterin zu „gutem" HDL-Cholesterin stimmt. LDL-Cholesterin lagert sich im Gewebe und an den Gefäßwänden ab, während HDL-Cholesterin diese Ablagerungen aufzulösen hilft, b.z.w. verhindert.

Die Kumarine

Eine weitere interessante pflanzliche Wirkstoffgruppe sind die Kumarine. Diese in Pflanzen meist als Glykoside vorhandenen Stoffe wirken ähnlich wie das Vitamin K hemmend auf die Blutgerinnung. Sie unterstützen die Heilwirkung der Flavonoide auf die Blutgefäße, besonders die Venen, und helfen Blutgerinnsel abzubauen oder gleich zu vermeiden. Kumarine sind in der Zitrone sowohl im Fruchtfleisch als auch in der Schale enthalten und gehen nur zum Teil in den Saft über.

Der Zitronensaft

Am häufigsten findet der Zitronensaft in der Küche Verwendung. Zitronensaft regt die Tätigkeit von Leber und Galle an.

Der zusammenziehende Effekt der Zitrone wirkt gegen Durchfälle und Blutungen und ist für die pflegenden Eigenschaften des Saftes in der Naturkosmetik mitverantwortlich. Zitronensaft und -öl werden sogar in der Zellulitis-Behandlung erfolgreich angewendet.

Zitronensaft hat auch keimtötende Eigenschaften und eignet sich daher zum Desinfizieren von verdächtigem Trinkwasser und zur unterstützenden Behandlung infektiöser Durchfallerkrankungen. Noch stärker ist allerdings der antibakterielle und antivirale Effekt beim ätherischen Zitronenöl.

Spezielle Inhaltsstoffe verdienen es, noch genauer besprochen und unter die Lupe genommen zu werden, bevor wir zum Mulitalent Vitamin C kommen!

Die Zitronensäure

Jede Zitrone enthält 6% bis 8% Zitronensäure. Sie ist für den sauren Geschmack der Frucht verant- wortlich. Beim Auspressen wird sie fast vollständig mit dem Saft aus der Zitrone gelöst.

Achtung: Die Säure von purem Zitronensaft kann den Zahnschmelz angreifen. Trinken Sie deshalb den Saft nur verdünnt mit Wasser oder im Tee.

Im Magen regt die Zitronensäure die Bildung von

Salzsäure und in Folge davon auch die des eiweißspaltenden Enzyms Pepsin, sodass die Nahrung besser verdaut wird.

Die basische Kraft des Zitronensaft
Entgegen der landläufigen Meinung wirkt Zitronensaft nicht übersäuernd, sondern wird basisch verstoffwechselt: Bei der Verdauung entsteht aus der Zitronensäure basisches Kaliumkarbonat, das Säure neutralisiert und den Körper mild entsäuert. Übrigens verbraucht der Magen bei der Herstellung der verdauungsaktiven Salzsäure jede Menge Säure aus dem Blut, sodass auch dadurch der Organismus wirksam entsäuert wird.

Inhaltsstoffe von 100g Zitronensaft

Wasser	91g
Eiweiß	0,6g
Fett	0,4g
Kohlenhydrate	3,2g
Rohfaser	2,8g
Vitamin A (Retinol)	2,9mg
Vitamin C	60-100mg
Kalzium	26mg
Eisen	0,6mg
Natrium	2mg

*Quelle: www.praxis-Lexikon.de

Im gesamten Fruchtfleisch sind die Konzentrationen einiger Mineralien etwas höher. Dennoch ist die Zitrone kein bedeutender Mineralienspender.

Alleskönner Vitamin C

Vitamine sind lebensnotwendige („Vita-"), stickstoffhaltige („-amine") Nahrungsmittelbestandteile, auf deren Zufuhr von außen der Organismus angewiesen ist, weil er sie nicht selbst herstellen kann. Vitamine werden für viele verschiedenartige Stoffwechselvorgänge benötigt. Ein Vitaminmangel kann zu erheblichen Befindensstörungen und sogar zu ausgeprägten Krankheiten führen. Eigentlich müsste man meinen, dass wir Europäer bei reichlichem Nahrungsangebot nicht von Vitaminmangelerscheinungen bedroht sein dürften. Dennoch: Eine unausgewogene Speisenzusammenstellung, vitaminarme Industrienahrungsmittel, Fast Food, lebensfeindliche Zubereitungsmethoden – wie Mikrowelle oder Ultrahocherhitzen, ein hoher Anteil an den Vitaminräubern Weißmehl und Zucker im Essen und Stress, sowie Alkohol- und Nikotinmissbrauch, verringern die Vitaminzufuhr oder -aufnahme bei gleichzeitig erhöhtem Bedarf.

Vitamin C, auch Ascorbinsäure genannt, ist ausnahmslos für alle Körperzellen wichtig. Höhere Pflanzen und die meisten Tiere können es selbst in ihrem Stoffwechsel herstellen, lediglich der Mensch und einige Säugetiere sind auf die Zufuhr von außen angewiesen.
Die chemische Bezeichnung für biologisch aktives Vitamin C ist L-(+)-Ascorbinsäure. Die wichtigsten Quellen für Vitamin C sind Obst und Gemüse.

Fleisch und Milchprodukte spielen nur eine untergeordnete Rolle. Da der Vitamin C- Gehalt bei der
Lagerung sehr schnell abnimmt, kommt der Frische
eines Nahrungsmittels ein wesentlicher Faktor zu.
In der Zitrone ist das Vitamin recht gut konser-
viert, da es durch die Zitronensäure zusätzlich sta-
bilisiert wird. Deshalb ist frisch gepresster Zitronensaft eine der wichtigsten Vitamin C- Quellen.

Vitamin C ist ein bedeutender Gefäßschutzstoff, der
zur Abdichtung der Kapillaren beiträgt. Auch unser
Abwehrsystem kann ohne Vitamin C nicht richtig
funktionieren. Es fördert die Heilung und Narben-
bildung nach Verletzungen, hat cholesterinsen-
kende Effekte, sorgt für festes Zahnfleisch und
straffe Haut und besitzt eine allgemein belebende
Wirkung.

Vitamin C bekämpft Viren und Bakterien und
desinfiziert die Harnwege wirkungsvoll. Nach
neueren Erkenntnissen wird es auch in hohen
Dosierungen in der Krebstherapie eingesetzt.
Außerdem ist es ein wichtiger Radikalenfänger, der
Körperzellen vor schädlichen Einflüssen bewahrt. In
der Arteriosklerose- und Rheumatherapie wird es
aufgrund vielversprechender Forschungsergebnisse
und Erfolge vermehrt angewendet.
Wegen seiner überragenden Bedeutung erfahren
Sie auf den nachfolgenden Seiten mehr über unser
Immunsystem und Wirkspektrum von Vitamin C.

Muntermacher fürs Immunsystem

Von dem Moment an, an dem wir das Licht der Welt erblicken, ist unser Körper den ständigen Angriffen infektiöser Mikroben aus der Umgebung ausgesetzt. Bakterien, Viren, Pilze und Parasiten versuchen, den menschlichen Organismus als Lebensraum zu erobern. Nicht alle dieser Kleinstlebewesen sind uns feindlich gestimmt: Viele Funktionen unseres Stoffwechsels würden überhaupt nicht funktionieren ohne die Gegenwart von Abermillionen „guter" Bakterien z.B. im Darm, mit denen wir in Symbiose, also einem Abhängigkeitsverhältnis mit gegenseitigem Nutzen, leben. Deshalb benötigen wir ein Immunsystem, das Freund und Feind auseinanderhalten und so schnell wie möglich auf Bedrohungen reagieren kann. Etwa zum Zeitpunkt der Geburt lernt das Immunsystem zwischen fremden und körpereigenen Zellen und Stoffen zu unterscheiden. Versagt diese Unterscheidungsfähigkeit, so kann es später zu Autoimmunerkrankungen kommen, bei denen körpereigenes Gewebe von den Immunzellen angegriffen wird.

So funktioniert das Immunsystem

Der Mensch verfügt über zwei eng zusammenarbeitende Systeme, die ihm eine weitgehende Immunität gegen Krankheitserreger verleihen. Die schnelle Eingreiftruppe, die unmittelbar nach dem Eindringen eines Erregers aktiv wird, ist die so genannte unspezifische Abwehr. Aber auch der „Erkennungsdienst" in Form der spezifischen

Abwehr wird sofort alarmiert und beginnt so genannte Antikörper zu produzieren, mit deren Hilfe der Organismus wesentlich effektiver mit den Erregern fertig wird, als durch die unspezifischen Abwehrzellen alleine. Außerdem können sich „Gedächtniszellen" der spezifische Abwehr Erreger, mit denen sie einmal zu tun hatten, jahrzehntelang merken.

Die unspezifische Abwehr
Kleine (Granulozyten) und große (Monozyten) Fresszellen, die ihren Ursprung im Knochenmark haben, sind über den gesamten Organismus verteilt und zerstören Krankheitserreger und Abfallprodukte des Körpers, indem sie sie in sich aufnehmen und regelrecht verdauen. Diese Fresszellen sind im Nu zur Stelle, erlahmen aber auch bald in ihrer Schlagkraft.
Über spezielle Botenstoffe informieren und aktivieren sie deshalb die Lymphozyten, also die Zellen des spezifischen Abwehrsystems. Gegen Viren verfügt das unspezifische Abwehrsystem über die so genannten natürlichen Killerzellen, die eine virusbefallene Zelle erkennen und zerstören können und damit dem Virus die Grundlage für Vermehrung und Ausbreitung entziehen.
Befallene Zellen sind für den Organismus sowieso unbrauchbar geworden, da ihre genetischen Codes in der DNS von den Viren umprogrammiert worden sind.
Entscheidend für das Gelingen der Abwehrreaktion ist die Geschwindigkeit: Keime versuchen natürlich,

durch rasend schnelle Vermehrung, das Abwehrsystem förmlich zu überrennen. Dieser Invasion
muss das unspezifische Abwehrsystem die Spitze
zu nehmen.

Die spezifische Abwehr
Im Knochenmark und beim Embryo auch in der
Leber und der Milz, befinden sich die Vorläufer-
zellen für die Träger der spezifischen, gezielten
Abwehr, die Lymphozyten. Diese Lymphozyten
werden im kindlichen Organismus in der Thymusdrüse zu so genannten T-Lymphozyten und ver-
mutlich im Knochenmark zu den B-Lymphozyten
umgewandelt.
Mit Beginn der Pubertät lässt die prägende
Funktion der Thymusdrüse mehr und mehr nach.
Die Lymphozyten warten hauptsächlich in der Milz
und in den Lymphknoten auf ihren Einsatz. Die
spezifische Abwehr ist so kompliziert, dass Zellen
mit Spezialaufgaben eng zusammenarbeiten
müssen. So genannte T-Helferzellen dienen als
Kommandozentralen, die andere Abwehrzellen
aktivieren und über den Erreger informieren.
Killerlymphozyten stürzen sich direkt auf Zellen,
die von anderen Abwehrzellen markiert wurden
und zerstören sie. T-Supressorzellen sorgen dafür,
dass die Abwehrzellen nicht im Eifer des Gefechtes
überreagieren und den eigenen Organismus
gefährden, d.h., sie halten die Abwehr-Soldaten im
Zaum. T- und B- Lymphozyten bilden schon
während der Abwehrschlacht Gedächtniszellen aus,
in denen die wichtigsten Informationen über den

Feind gespeichert werden, sodass innerhalb von Sekunden nach einem erneuten Angriff desselben Gegners hochwirksame Antikörper gebildet werden können. Erkrankt ein Kind z.B. an Masern, werden die Krankheitserreger bekämpft und gleichzeitig erkennungsdienstlich behandelt. Die Gedächtniszellen merken sich deren Aussehen.

Bei einem erneuten Kontakt, auch Jahre später, wird der Virus sofort erkannt und durch die in Windeseile produzierten Antikörper markiert. Die Antikörper oder Immunglobuline zerstören den Feind zwar nicht, nehmen ihm aber die Möglichkeit, sich vor den anderen Immunzellen zu verstecken. Wie der Förster schlechte Bäume mit Farbe für die Holzfäller markiert, kennzeichnen die Antikörper die Eindringlinge für Fress- und Killerzellen, die sie dadurch sofort erkennen und zerstören können. Es kommt in der Regel überhaupt nicht zu Krankheitssymptomen, der Mensch ist gegen Masern immun geworden.

Die Bildung der Antikörper ist die Spezialaufgabe der B-Lymphozyten. Den Bauplan für die Antikörper bekommen die B-Lymphozyten von den Fresszellen und T-Helferzellen.

Das menschliche Abwehrsystem ist ein absolutes Wunderwerk der Natur, ohne das wir nicht lebensfähig wären. Zahlreiche Regulations- und Botenstoffe wie Interleukin und Interferon, Enzyme, Prostaglandine, Mediatoren und viele mehr sind neben den eigentlichen Abwehrzellen Teil dieses hoch komplizierten Systems. Faktoren wie schlechte Ernährung, Vitamin- und Mineralmangel, Stress, Schadstoffe, bestimmte Medikamente oder chronische Krankheiten schwächen das Immunsystem und damit unsere Fähigkeit, uns gegen Krankheitserreger zu wehren.

Enorm wichtig für das Abwehrsystem sind die Vitamine C und A, aber auch Vitamine der B-Gruppe und Mineralien, sowie Spurenelemente wie das Zink.

Vitamin C schützt unseren Organismus gleich in mehrfacher Hinsicht vor den Angriffen körperfremder Stoffe: Es stimuliert unser gesamtes Immunsystem. Die Bildung der weißen Blutkörperchen, der Leukozyten, wird erheblich angeregt. Zur Gruppe der Leukozyten gehören alle oben beschriebenen Lymphozyten, also die gesamten Abwehrzellen.

Untersuchungen haben ergeben, dass man sich durch die regelmäßige Aufnahme von Vitamin C effektiv gegen Erkältungskrankheiten wappnen und im Falle einer Ansteckung die Krankheitsdauer verkürzen kann. Die empfohlene Vitamin C- Tagesdosis für Gesunde liegt nach der Deutschen Gesellschaft für Ernährung bei 75mg.

Tagesdosis
Zu therapeutischen Zwecken und zur Krankheitsvorbeugung können bedenkenlos 500 bis 1000 mg pro Tag aufgenommen werden. Auch größere Mengen führen in der Regel nicht zu Nebenwirkungen. In seltenen Fällen können bei starker Überdosierung Erbrechen, Durchfall oder Hautausschläge auftreten.

Was Vitamin C noch alles kann

Ein Mangel an Vitamin C kann dafür verantwortlich sein, wenn Sie nach Phasen großer psychischer und physischer Anstrengung nicht mehr so richtig auf Touren kommen. Oder wenn die Genesung von Erkältungskrankheiten oder anderen Infektionen nicht so recht vorankommen will. Grundsätzlich sind Müdigkeit, Konzentrationsschwäche, Reizbarkeit und hohe Infektanfälligkeit mögliche Zeichen eines latenten Vitamin C- Mangels. Die Symptome des Skorbut entwickeln sich erst, wenn die Mangelsituation sich dramatisch zuspitzt, aber die oben genannten Probleme treten schon viel früher auf.

Die wichtigsten Aufgaben des Vitamin C im Kurzüberblick:
• Vitamin C ist unverzichtbar für den Aufbau des häufigsten Eiweißbausteines unseres Körpers, des Kollagen. Kollagen ist der wichtigste festigende Bestandteil von Sehnen, Knorpeln und Knochen, der Haut, der Zähne und der Blutgefäße. Es dient dem Zusammenhalt der Körperzellen und des gesamten Gewebes.
• Vitamin C unterstützt direkt den Zellaufbau und hat deswegen nachweisbar gute Effekte auf die Heilung von Verletzungen und Knochenbrüchen.
• Vitamin C fördert den Abbau von Cholesterin zu Gallensäuren. Dadurch sinkt der Cholesterinspiegel im Blut. Eine gute Vitamin C- Versorgung senkt nachgewiesenermaßen das Risiko einer Herz-Kreislauf-Erkrankung durch Arteriosklerose.

• Vitamin C reagiert direkt mit den giftigen Stoffwechselprodukten von Bakterien und Viren oder mit Umweltgiften, wie sie im Tabakrauch oder in Abgasen enthalten sind und unterstützt die Entgiftungsfunktion. Giftstoffe müssen nämlich, um ausgeschieden werden zu können, unter Mithilfe von Vitamin C zunächst umgebaut werden.

• Es verhindert die Bildung von Nitrosaminen aus Nitraten in der Nahrung im Magen-/Darmtrakt. Dadurch sinkt das Krebsrisiko in den Verdauungsorganen.

• Vitamin C verringert die Giftwirkung von Schwermetallen wie z.B. Blei, Quecksilber und Cadmium. Das Vitamin begünstigt die Ausscheidung aus dem Körper und behindert gleichzeitig die Aufnahme in den Körper. Schwermetalle schwächen das Immunsystem. Die Anzahl der wichtigen Immunzellen sinkt bei Schwermetallbelastung.

• Vitamin C erhöht die Resorptionsquote von Eisen aus der Nahrung um 200-500%, wenn es gleichzeitig mit eisenhaltigen Nahrungsmitteln aufgenommen wird. Eisen ist für Frauen, besonders in der Schwangerschaft, ebenso wie für Kinder und ältere Menschen sehr wichtig. Es ist ein zur Blutbildung unverzichtbares Mineral.

• Vitamin C wird zur Bildung von Carnitin gebraucht. Carnitin wird in der Leber und den Nieren hergestellt und ist z.B. für die Fettverbrennung unentbehrlich. Außerdem transportiert es Fettsäuren in die Herzmuskelzellen, wo sie Energie für den Herzschlag liefern. Vitamin

C- Mangel zieht immer einen Carnitin- Mangel mit Leistungsabfall und späteren Herzbeschwerden nach sich. Carnitin wird außerdem zur Reifung der männlichen Keimzellen benötigt.

• Vitamin C ist ein wichtiger Radikalenfänger: Freie Radikale sind hochaggressive Teilchen, die bei zahlreichen Stoffwechselreaktionen und besonders unter dem Einfluss von Umweltgiften und aggressiver Strahlung entstehen. Freie Radikale sind aus einer chemischen Reaktion hervorgegangen und versuchen mit aller Gewalt das ihnen fehlende Elektron aus der nächst-beliebigen Struktur herauszureißen. Dadurch können Zellen geschädigt oder zerstört werden und der Alterungsprozess wird dadurch beschleunigt. Vitamin C reagiert bevorzugt mit diesen Stoffwechselprodukten und macht sie dadurch unschädlich.

Wer braucht besonders viel Vitamin C?
Immer, wenn wir unserem Körper eine besonders hohe Leistung abverlangen, benötigen wir besonders viel Vitamin C.

In *Stresssituationen* wird Vitamin C zur Bildung von so genannten Neurotransmittern, das sind Botenstoffe unseres Nervensystems, vermehrt verbraucht. Wer oft unter Stressbelastung arbeiten muss, braucht täglich eine Extraportion Vitamin C. Das Vitamin wird auch zur Bildung von Gluko-kortikoiden in der Nebennierenrinde benötigt. Diese Hormone wirken in anhaltenden Stress-situationen regulierend und steuernd.

Wer häufig erkältet ist, muss sein *Immunsystem* unter anderem mit Vitamin C unterstützen. Auch in der *Zeit der Genesung* nach einer überstandenen Krankheit leistet Vitamin C viel Gutes.

Leistungssportler brauchen viel Vitamin C zur Regeneration ihrer Muskeln und Bänder. Der beim Sport hoch aktivierte Stoffwechsel hat ebenfalls erhöhte Ansprüche. Außerdem stehen *Sportler* durch die intensive Atmung unter einer erhöhten Belastung mit Radikalenquellen wie Stickoxiden, Schwefeldioxid, Kohlenmonoxid und anderen Schadstoffen aus der Luft. Für sie ist deshalb der antioxidativer Zellschutz besonders wichtig.

Schwangere und stillende Mütter stellen über ihren Organismus die Grundstoffe für die rasante und ungeheuer fordernde Entwicklung des neuen Lebens zur Verfügung. Eine zusätzliche Vitamin C-Zufuhr nützt ihnen und dem ungeborenen Kind. Der Vitamin C- Bedarf ist in der *Schwangerschaft* um rund 25%, in der Stillzeit sogar um bis zu 50% erhöht. Ähnliches gilt hier auch für Folsäure und Zink.

Medikamente wie die *Antibabypille* führen zu einem erhöhten Bedarf an Vitamin C. Wer regelmäßig Medikamente einnimmt, die *Acetylsalicylsäure* enthalten (z.B. Aspirin), braucht ebenfalls mehr Vitamin C.

Bei *Magen-/Darmerkrankungen* ist die Aufnahme verschiedener Nähr- und Vitalstoffe meist beeinträchtigt. Betroffene sollten im Sinne einer verbesserten Heilung und der ausreichenden Versorgung des Organismus an eine erhöhte

Vitamin C- Zufuhr denken. Auch Genussgifte wie *Alkohol und Nikotin* erfordern ungeheure Entgiftungs- und Regenerationsleistungen des Körpers. Wer's nicht lassen kann, sollte unbedingt mindestens den doppelten Tagesbedarf eines unbelasteten Menschen zu sich nehmen. 300 bis 500 mg sind empfehlenswert.

Frischer Zitronensaft oder Vitamin C in Tablettenform?
Ascorbinsäure, also chemisch definiertes und synthetisch erzeugtes Vitamin C hat inzwischen einen festen Platz in der ärztlichen Therapie. Es wird in sehr hohen Dosierungen z.B. bei den folgenden Erkrankungen eingesetzt:
• akutem und chronischem Leistungsabfall
• Blutungsneigung
• schlechter Wundheilung
• Geschwüre
• Dauerstress
• im Drogenentzug
• bei Alkohol- und Nikotinabhängigkeit
• bei Herz- und Gefäßkrankheiten
• zur Behandlung und Vorbeugung der Zerebralsklerose
• gegen Ängste und Depressionen
• bei Thrombose- und Emboliegefahr
• bei viralen und bakteriellen Infekten (Grippe, Masern, Mumps, Meningitis, Hepatitis, Pfeiffer'sches Drüsenfieber, etc.)

Bei all diesen Erkrankungen wird Vitamin C im Bereich von bis zu 30 Gramm (!) pro Tag per Infusion direkt in eine Vene mit Erfolg zugeführt. Amerikanische Studien berichten bei Dosierungen zwischen 50 und 200 Gramm pro Tag von Erfolgen bei Aids, bösartigen Tumoren, schwerem Rheuma und Gicht.

Dass man solche enormen Mengen Vitamin C nicht mehr über die Nahrung, also auch nicht mit Zitronen, Orangen oder Kiwis aufnehmen kann, dürfte klar sein.

Man sollte dabei aber niemals vergessen, dass eine Vitamin C Nahrungsergänzungspräparat nichts mehr von den Flavonoiden und anderen sekundären Pflanzenstoffen enthät, die die natürliche Komposition einer Frucht und eines Gemüses auf vielschichtige Art und Weise so wertvoll für die Gesundheit machen. Diese naturgegebenen Zusammensetzungen erheben die Wirkungen des natürlichen Vitamin C weit über die der gleichen Menge eines künstlichen, isolierten Vitamins. Sicherlich bekommt man ein gutes Gefühl, wenn man denkt, dass durch die Einnahme von zwei oder drei verschiedenen Vitamin- und Mineralpräparaten der Tagesbedarf an diesen Vitalstoffen gedeckt ist. Aber die Struktur des biologischen Lebens ist wesentlich komplexer. Es wird nie gelingen, die Erhaltung der Gesundheit auf die Einnahme einiger Stoffe zu reduzieren. Gesundheit ergibt sich immer aus einer guten Veranlagung, vernünftiger Lebensweise mit ausreichender Bewegung und sinnvoller Ernährung und der psychisch-geistigen Ausrichtung auf positive, lebenswerte Ziele unter der Achtung der Natur.

Vitamin C aus natürlichen Quellen
Deshalb hat es mit Sicherheit einen höheren Wert, seinen Vitamin C- Bedarf grundsätzlich über natürliche Nahrungsquellen zu decken. Nach Möglichkeit sind kontrolliert biologische Erzeugnisse zu bevorzugen, da Rückstände von Dünge- und Spritzmitteln den gesundheitlichen Wert erheblich beeinträchtigen, oder sogar ins Gegenteil verkehren können.
Frischer Zitronensaft, verdünnt mit Wasser oder als Zusatz in auf Trinktemperatur abgekühlten Tee, ist ein hervorragender natürlicher Vitamin C- Trank. Er hilft Erkrankungen vorzubeugen, die Leistungs-fähigkeit zu erhalten, das Immunsystem zu stützen und Erkältungskrankheiten oder andere Infektionen schneller zu überstehen.
Vitamin C ist hitzeempfindlich, deshalb sollte Tee weniger als 60°C heiß sein, bevor man den Zitronensaft dazugibt.
Zusätzlich können Sie im Akutfall auch noch konzentriertes Vitamin C aus der Apotheke zu sich nehmen. Besonders empfehlenswert, wenn auch deutlich teurer, sind Konzentrate aus besonders Vitamin C reichen Früchten wie z.B. aus der Acerola-Kirsche, Sanddorn oder aus Hagebutten. Solche Präparate, die natürliches Vitamin C mitsamt den sekundären Pflanzenstoffen enthalten, sind im Reformhaus und im Bioladen erhältlich.

Die heilende Wirkung des Zitronenöls

Die Aromatherapie übt auf viele Menschen eine große Anziehungskraft aus. Das ist eigentlich kein Wunder, wenn man bedenkt, dass eben das „ätherische", das wesenhafte und gleichsam geistige Element der Düfte einen guten Gegenpol darstellt zur technischen Welt der Gegenwart. Zu diesem emotionalen, Gemüt und Verstand verbindenden Charakter der ätherischen Öle, kommt noch die Tatsache hinzu, dass sie bei richtiger Anwendung bei den verschiedensten Krankheiten und Befindensstörungen helfen. Auf der emotionalen Ebene lösen harmonisierende Düfte angenehme Empfindungen aus und schärfen und klären den Verstand.

Ätherische Öle bestehen oft aus Hunderten verschiedener Einzelkomponenten, die die Natur in Jahrmillionen sinnvoll zusammengestellt hat. Es wäre überheblich zu glauben, dass das Wirken der Natur auf unser Wohlbefinden hin ausgerichtet sei, vielmehr sind wir es, deren Organismus sich nach den Gesetzen und der Weisheit der Natur ent-wickelt hat.

Sich über diese Gesetze erheben zu wollen, ist ein verhängnisvolles Ansinnen. Schon oft mussten Chemiker und Pharmakologen einsehen, dass ihr mühsam und stolz isolierter oder künstlich her-gestellter Wirkstoff dem, aus einer ganzen Pflanze gewonnenem Auszug oder einem naturreinen ätherischen Öl, weit unterlegen ist. Ein Beispiel hierfür ist der Hauptwirkstoff Bisabolol der Kamille.

Natürlich wirkt er als Einzelstoff entzündungshemmend und antiviral, aber in deutlich gerin-
gerem Ausmaß als im Verbund eines aus der
ganzen Pflanze gewonnenen Extraktes oder Öles.
Ebenso verhält es sich mit dem ätherischen Öl der
Zitrone. Unter der Voraussetzung, dass es naturrein gewonnen und verarbeitet wird, ist es jedem
konzentrierten oder künstlichen Zitronenprodukt in
der Wirkungsweise weit überlegen.

Gewinnung und Inhaltsstoffe
Ätherische Öle können im Pflanzenreich in allen
Teilen eines Gewächses gebildet werden. Rosenduft
wird aus Abertausenden von Blütenblättern
gewonnen, Sandelholz und Zeder bergen ihre
Schätze im Holz, Zimt in der Rinde. Die
Pfefferminze hat zahlreiche Öldrüsen in den
Blättern, Anis und Fenchel produzieren ölhaltige
Früchte, bei Sellerie und Petersilie sind es die
Samen und bei den Zitrusfrüchten hauptsächlich
die Schalen, die das begehrte Öl speichern.
Übrigens liefern grüne Zitronen mehr ätherisches
Öl als reife, gelbe Früchte. Deshalb werden zur
Gewinnung ätherischer Essenzen grüne Zitronen
geschält und die Schalen ausgepresst.
Nur bei kalten Presstechniken bleiben die wert-
vollen Inhaltsstoffe gänzlich erhalten, Erhitzung
des Pressgutes erhöht die Ausbeute auf Kosten des
gesundheitlichen Wertes. Die Schalen von rund
3000 Zitronen ergeben einen Liter Zitronenöl. Die
Zahl variiert natürlich je nach Größe der Früchte,
klimatischen Bedingungen oder der Effektivität der

Pressmethode. Das sehr saure, grüne Fruchtfleisch wird normalerweise nicht weggeworfen, sondern zur Herstellung von Zitronensäure für die Lebensmittelindustrie verwendet.

Naturreines Zitronenöl hat eine schwach gelbe bis gelblich-grüne Farbe und dasselbe belebende Aroma, wie eine frisch geschälte Zitrone. Am besten achten Sie darauf, dass die Früchte, aus denen das Öl gewonnen wurde, aus kontrolliert biologischem Anbau stammen. So erzeugte Öle sind etwas teurer als konventionelle, aber sie sind ihren Preis in ökologischer und gesundheitlicher Hinsicht auf jeden Fall wert.

Der Geruchstest

Riecht ein angebotenes Öl sehr vordergründig und aufdringlich nach Zitrone, mit einer scharfen, terpentin-ähnlichen Note, so wurde es möglicherweise verdünnt und mit synthetischem oder aus anderen Pflanzen isoliertem Citral nacharomatisiert.

Ätherisches Zitronenöl besteht, wie die allermeisten Zitrus- und Nadelöle, zu rund 95% aus so
genannten Terpenen, davon knapp 90% Monoterpene. Als Information für den chemisch
interessierten Leser: Terpene sind ungesättigte
Kohlenwasserstoffe mit Isopren als Grundeinheit.
Isopren ist der Grundbaustein zahlreicher
Naturstoffe, von Vitamin A und K und Carotinoiden
bis zu Kautschuk und eben den Terpenen.
Die wichtigsten Terpene im Zitronenöl sind
Limonen, Pinen, Phellandren, Camphen und
geringe Mengen an Sesquiterpenen. Außerdem
finden wir den Monoterpenalkohol Linalol, die
Monoterpenaldehyde Citronellal und Citral, Linalyl-
und Geranylacetat und eine Art Zitronen-Kampfer.
Die Monoterpene sind bei Zitrusfrüchten nicht für
den typischen Geruch verantwortlich, obwohl sie
den Löwenanteil am ätherischen Öl darstellen. Den
Zitronenduft erzeugen einige Prozent Citral, die
Grapefruit „erriechen" Sie durch ein Keton namens
Nootkaton und die Mandarine duftet nach Methyl-
anthranilat.

Eigenschaften und Anwendungen
Wie bei zahlreichen anderen Ölen auch, haben die
Inhaltsstoffe des Zitronenöls keimtötende und
keimhemmende, also antiseptische Eigenschaften.
Das besondere am Zitronenöl ist, dass diese
medizinischen Eigenschaften zusammen mit einem
wunderbaren Duft auftreten. Zitronenöl eignet sich
hervorragend, um stark „medizinisch" riechenden
Essenzen, wie z.B. Eukalyptus- oder Teebaumöl

einen angenehmeren Duft zu verleihen. Bei sehr geruchsempfindliche Menschen rufen solche „starken" Öle oftmals unangenehme Empfindungen und Assoziationen hervor. Zitronenöl ergänzt sie sowohl in therapeutischer als auch in ästhetisch-emotionaler Hinsicht.

Der Duft von Zitronenöl schafft eine angenehme, frische Atmosphäre, wirkt reinigend und emotional an- aber nicht aufregend. Konzentrationsfähigkeit und Wachheit werden gesteigert. Eine japanische Studie konnte belegen, dass in einem lauten Großraumbüro die Tippfehlerrate durch das Vernebeln von Zitronenöl um über 50 Prozent zurückging!

Zitronenöl hat einen beruhigenden Einfluss auf die Psyche, klärt die Gedanken und unterstützt Entscheidungsprozesse. Es kann daher in einer psychischen Einteilung in die Kategorie der rationalen, kopfbetonten Öle eingeordnet werden. In diese Gruppe gehören alle Zitrusöle, aber auch z.B. Eukalyptus, Pfefferminze, Rosmarin, Salbei oder Cajeput.

Zitronenöl kann gut mit eher gefühlsbetonten Ölen wie Lavendel oder Neroli kombiniert werden. Andere emotional beruhigende, „herzbetonte" Öle sind z.B. Jasmin, Kamille, Melisse, Rose, Ylang-Ylang oder Zimt. Zitronenöl wird mit der Farbe Gelb, mit Licht und warmer, alles durchdringender Energie in Verbindung gebracht. Einige Tropfen auf einem Taschentuch zum daran Riechen können über manche dumpfe, gedanken- und energielose Stimmung hinweghelfen.

Klinische Studien belegen, dass ätherische Öle auch beruhigende und entkrampfende Wirkungen bei Symptomen wie Nervosität, Angstgefühlen, Depressionen, Kopfschmerzen, Erschöpfung, chronischer Müdigkeit, Appetitlosigkeit oder Schlafstörungen haben.

Sicherlich sind Öle wie das der Melisse oder des Lavendels in ihrer entspannenden Wirkung kaum zu übertreffen, aber auch das Zitronenöl ist dank seines Limonengehaltes nicht zu verachten.

Die keimhemmenden Wirkungen des Zitronenöles erstrecken sich auf zahlreiche, zum Teil gefährliche Krankheitserreger. So reagieren z.B. einige Bakterien aus der Gruppe der Streptokokken und der Staphylokokken sehr empfindlich auf die antiseptischen Bestandteile des Zitronenöles. Diese Keime verursachen sehr viele Infektionen beim Menschen. Sie können harmlose Entzündungen der Haut, wie Pustel oder Furunkel hervorrufen, Katarrhe der Schleimhäute des Atemtraktes oder der Augen, aber auch Infektionen des Darmes mit heftigen Durchfällen. In schlimmen Fällen können sie zu lebensbedrohlichen Entzündungen der Lunge, der Gehirnhäute, des Herzbeutels, der Nieren oder des Bauchfelles führen.

Zitronenöl wirkt nachweislich gegen Pneumokokken, die Erreger der Lungenentzündung; gegen Meningokokken, die Gehirnhautentzündungen hervorrufen; gegen den Staphylococcus aureus, der für die meisten Infektionen des Menschen überhaupt verantwortlich ist und sogar gegen die Erreger von Erkrankungen wie Typhus,

Diphtherie oder Tuberkulose. Auch verschiedene Viren, wie z.B. das Herpesvirus, sind gegen Bestandteile des Zitronenöles empfindlich. Besonders gegen Limonen, Citral und Citronellal. Ziehen Sie aber aus diesen Angaben bitte keine falschen Schlüsse: Schwere bakterielle oder virale Infektionen gehören in die Hand eines erfahrenen Behandlers, lassen Sie sich hier nicht auf Selbstexperimente ein.

Nichtsdestotrotz gehört Zitronenöl aufgrund dieser Eigenschaften in jeden Haushalt. Es kann ideal für die Aromalampe, für Luftbefeuchter und Duft-vernebler verwendet werden, um die Raumluft von Keimen zu reinigen und zu erfrischen. Bei der Raumluftdesinfektion zählt Zitronenöl zur ersten Wahl unter den desinfizierenden Ölen! Auch als antiseptischer Zusatz ins Putzwasser für Küche, Bad und WC ist es sehr geeignet.

Trotz seiner starken zusammenziehenden und antiseptischen Wirkung sollte Zitronenöl nicht unverdünnt auf die Haut aufgetragen werden. Bei empfindlichen Personen kann es nämlich Haut-irritationen hervorrufen, wenn es in stärkeren als etwa fünf prozentigen Verdünnungen verwendet wird. Zum Pflegen und Behandeln der Haut vermischen Sie fünf Tropfen Zitronenöl mit einem Teelöffel eines neutralen Trägeröles, z.B. Jojoba- oder Mandelöl. Zitronenöl wirkt außerdem photosensibilisierend, das heißt es erhöht die Empfindlichkeit der Haut gegen ultraviolettes Licht. Es sollte deshalb nicht vor oder während einem Sonnenbad zur Hautpflege verwendet werden.

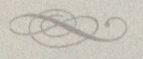

*Die „Energiedusche" in
der Aromalampe*

3 Tropfen Zitronenöl,
Manderinenöl, Neroliöl
und Lavendelöl in die
Duftlampe geben:
fördert die Konzentration
und vertreibt schnell müde
Gedanken!

Wirkungen und Indikationen für Zitronenöl:
• wirkt anregend auf das Allgemeinbefinden, Herz,
Leber, weiße Blutkörperchen und Nervensystem
• beruhigend und entkrampfend
• blähungswidrig
• blutdrucksenkend
• blutreinigend, blutstillend, blutverdünnend
• entzündungswidrig
• erfrischend
• harntreibend
• keimhemmend in Darm, Harn- und Atemwegen
• stärkend für Venen und Nervensystem
• unterstützend bei Fastenkuren
• wurmtreibend und parasitentötend
• wirkt gegen Arthritis, Durchfall, Fieber,
Gallensteine, Gefäßverkalkung, Gicht, Grippe,
Harnsteine, Hautjucken, Infekte,
Lebensmittelvergiftung, Rheumatismus

Gesundheitsbombe: gefrorene Zitrone

Eigentlich hätten die Menschen schon viel früher darauf kommen können, dass die ganze Frucht der Zitrone eine wahre Gesundheitsbombe ist. Und klar in gefrorenem Zustand lässt sie sich besonders gut verarbeiten und dosieren: Gefrieren Sie eine ganze Bio-Zitrone ein, und reiben Sie sie dann auf einer Küchenreibe. Geben Sie etwas von dem Pulver über Ihre täglichen Speisen. Sie profitieren so aus der Gesamtheit aller Nährstoffe aus Schale, Saft, Fruchtfleisch und Kernen! Das ist nicht nur gesund, sondern Sie werden staunen, welch wunderbarer Geschmack sich entfaltet! Bereits wenige Flocken in ein Glas stilles Wasser gerieben versprechen ein aromatisch-frisches Geschmackserlebnis!
Alternativ können Sie auch eine ganze Bio-Zitrone zerkleinern und die komplette Furch in einen Mixer geben. Verdünnen Sie alles in einem Krug Wasser oder machen Sie daraus in Kombination mit grünem Gemüse vitale Smoothies

Reams Theorie der biologischen Ionisation
Dass diese Anwendung heutzutage so populär geworden ist, verdanken wir dem amerikanischen Arzt und Biochemiker Dr. Carey Reams. Er postuliert, dass der besondere gesundheitliche Wert der ganzen Zitrone auf ihre Anionen zurückgeht, das sind negativ geladene Teilchen, die in großen Konzentrationen ansonsten hauptsächlich im Gebirge, an Wasserfällen oder in Gegenden am Meer auftreten. Steht unsere Nahrung in einem

perfekten Verhältnis von Anionen und Kationen, so erzeugt dies Reibung – mit anderen Worten: Lebensenergie! Der Stoffwechsel funktioniert wieder optimal.

Reams behandelte 10.000 von austherapierten Leukämiekranken, indem er die Ernährung mit der anionischen Zitrone ergänzte. Bei 10.000 Krebspatienten verstarben laut seiner Statistik in einem Jahr nur sechs Menschen an ihrem Leiden. Reams stellte fest, dass unsere gesamte Ernährungsweise kationisch ist, die Zitrone sei die einzige Ausnahme!

Das besondere Augenmerk gilt laut Reams der Leber. Der Arzt und Biochemiker geht sogar soweit dass er sagte, wenn irgendein Organ in unserem Körper nicht richtig funktioniert, solle man zuerst einen Blick auf die Leber werfen - und deren Regeneration sei sehr einfach, indem man anionisch isst.

Dazu empfahl er die Zitronensaftkur, bestehend aus einem Getränk aus anionischem Zitronensaft und Teilen von destilliertem Wasser. Da man die Dosis nur sehr langsam steigern darf, möchte ich an dieser Stelle kein Rezept hierfür abdrucken. Bitte suchen Sie sich einen Therapeuten Ihres Vertrauens, der Sie fachkundig berät und Sie bei dieser Kur ärztlich begleitet.

Ergänzende anionische Mineralien sind Kalzium und Kalium, die in vielen Gemüsen vorkommen. Mit Zitronen und viel frischem Obst und Gemüse erhalten Sie also das Maximum an basenreicher, anionischer Ernährung für optimale Vitalität!

Zitronenrezepte für Ihre Gesundheit

Auf der nächsten Seite finden Sie Beschwerden von A bis Z, bei denen die natürliche Heilkraft der Zitrone Hilfe und Linderung bringt.

Sehr häufig wird die klassische *Trinkkur mit Zitronensaft* erwähnt, die deshalb gleich zu Beginn beschrieben wird. Sie liefert unserem Organismus die gesamten Heilkräfte der gelben Sonnenfrucht und besonders viel an Vitamin C:

Die klassische Zitronensaftkur

Den entsäuernden Effekt dieser Anwendung sollte man sich nicht nur bei Harnsäuresteinen, sondern auch bei anderen Erkrankungen wie Arthritis, Arthrose, Gelenkrheuma, Gallenstau und -steinen, Gicht und Arteriosklerose zu Nutze machen.

Der Ablauf ist sehr einfach: Man beginnt am ersten Tag mit einer Zitrone und nimmt täglich eine weitere hinzu, bis man 10 bis 12 Stück erreicht hat. Dann erniedrigt man die Anzahl an Zitronen um eine pro Tag. Ist man wieder bei einer Zitrone angelangt, behält man diese Menge noch für weitere zwei Wochen bei.

Der Saft der Zitronen wird im Verhältnis 1:1 mit lauwarmem Wasser verdünnt und morgens, noch vor dem Frühstück getrunken. Wird Ihnen die Saftmenge zu groß, z.B. ab acht Zitronen, können Sie die Einnahme ruhig auf zwei- oder dreimal über den Tag verteilen. Um der Gefahr eines harten Stuhlganges vorzubeugen, können Sie das Getränk mit etwas Honig süßen.

Beschwerden von A bis Z

Angina
Bei Mandelentzündungen, die in der Regel durch
Bakterien oder Viren hervorgerufen werden, hilft
das Gurgeln mit frisch zubereitetem Zitronenwasser. Zur Wirkungsverstärkung können Sie auch
noch einige Tropfen Propolistinktur oder Teebaumöl
unter die Gurgellösung mischen.
Wer den Würgereiz im Zaum halten kann, profitiert
davon, die geröteten Mandeln mit einem langen, in
Zitronensaft getränkten Wattestäbchen direkt zu
bepinseln.

Arteriosklerose
Bei der Arteriosklerose handelt es sich um eine
Verengung der arteriellen, also der versorgenden,
vom Herzen wegführenden Blutgefäße.
Der Blutstrom riesig großer Blutgefäße wie der
Herzschlagader muss über immer kleiner werdende
Verästelungen bis in den kleinsten und hintersten
Winkel des Organismus verteilt werden, weil jede
einzelne Zelle nur überleben kann, wenn sie mit
frischen Nährstoffen versorgt wird.
Jede Ablagerung, Verengung oder Verhärtung der
Arterien bedingt eine Verschlechterung der Blut-
versorgung. Viele Menschen kennen Beschwerden
wie Kältegefühl, Kribbeln, Einschlafen der Finger
und ähnliches. Werden wichtige Organe wie das
Herz selbst oder das Gehirn unterversorgt, kann es
zu ernsthaften Gesundheitsstörungen kommen.
Arteriosklerose ist zudem ein wichtiger Wegbereiter

des Bluthochdruckes, weil der Organismus zunächst versucht, die Unterversorgung wichtiger Organe mit Blut durch eine Erhöhung des Blutdruckes wieder auszugleichen. Dies schädigt dann die Gefäße zusätzlich, ein Teufelskreis entsteht.

Überernährung, Dauerstress, Bewegungsmangel und Genußmittelmissbrauch verstärken die Krankheitsentwicklung. Therapeutisch wirksame, antisklerotische Pflanzen sind Knoblauch, Bärlauch und Zwiebel. Auch Arnika, Ginkgo und Rosmarin unterstützen die Behandlung. Nicht unwesentlich ist aber der Effekt der Zitronensaftkur auf den Cholesterinspiegel. Vitamin C ist nachweislich in der Lage, den Abbau des ungünstigen LDL-Cholesterins, das die Gefäße verstopft, zu fördern. Die Zitronensaftkur sollte also in jedem Fall als unterstützende Maßnahme durchgeführt werden.

Durchfall

Durchfall kann, ebenso wie chronische Verstopfung, Ausdruck falscher Ernährung sein. Er kann auch auf eine Funktionsschwäche der Galle oder der Bauchspeicheldrüse hinweisen. Bei starkem Stress kann Durchfall sogar über das Nervensystem ausgelöst werden. In den meisten Fällen jedoch entsteht Durchfall, wenn ein verdorbenes Nahrungsmittel gegessen wurde. In der Regel vermehren sich dann Bakterien, oder seltener Viren, im Darm. Der Körper versucht, sich durch stark erhöhte Ausscheidung von den störenden Keimen zu befreien. In diesem Fall können die keimtötenden und zusammenziehenden Eigenschaften der Zitrone recht schnell helfen. Trinken Sie drei- bis viermal täglich den frischen Saft einer großen Zitrone in einem Glas stillem Wasser. Das zieht die Darmschleimhaut zusammen und macht sie undurchlässiger für Krankheitserreger. Außerdem werden wichtige Vitamine zugeführt und zudem der Flüssigkeitsbedarf ausgeglichen.

Ekzeme und Warzen
Ekzeme sind oberflächliche Entzündungen der Haut, die viele Ursachen haben können. Sie werden z.B. durch Allergien auf Lebensmittel oder durch Kontakt mit Farben, Lösungs- und Reinigungsmitteln oder anderen Chemikalien hervorgerufen. Zitronensaft kann durchaus pur oder leicht verdünnt aufgetragen werden, um den Hautstoffwechsel anzuregen und das Abheilen zu fördern.

Sinnvoll ist auch das folgende Zitronenessigrezept: Lassen Sie in 1/2 L Apfelessig die abgeriebenen Schalen zweier Zitronen und das in kleine Stücke geschnittene Fruchtfleisch eine Woche lang ziehen. Dann den Essig durch ein engmaschiges Sieb abgießen und pur oder zu gleichen Teilen mit Wasser verdünnt für Umschläge und Auflagen verwenden. Das lindert Juckreiz und soll bei konsequenter Anwendung auch gegen Warzen helfen.

Entzündungen der Mund- und Rachenschleimhaut
Schmerzhafte Aphthen, Hals- und Rachen-
entzündungen heilen deutlich schneller ab, wenn
sie sofort mit frischer Zitrone behandelt werden.
Die antibakteriellen und antiviralen Eigenschaften
der Zitrone konnten in mehreren Laborversuchen
zweifelsfrei nachgewiesen werden. Außerdem
entfaltet der Saft geruchsbindende und wund-
heilende Eigenschaften.
Was liegt also näher, als mehrmals täglich mit dem
Saft einer Zitrone in einem Glas lauwarmem
Wasser zu gurgeln oder den Mund zu spülen, wenn
solche Probleme bestehen!
Bei Aphthen, das sind kleine ovale Geschwüre auf
der Mundschleimhaut oder der Zunge, tritt meist
ein leichter Brennschmerz auf, wenn sie mit dem
Zitronenwasser in Berührung kommen. Dieser
Schmerz ist nicht weiter schlimm und lässt recht
schnell nach. Die Schmerzen, die auftreten, wenn
die Aphthen mit Nahrungsmitteln oder mit der
Zahnbürste in Kontakt kommen, sind deutlich
unangenehmer. Durch die Spülungen mit Zitronensaft heilen die schmerzhaften Pusteln um einige
Tage früher ab, als ohne.

Erkältungskrankheiten
Besonders in den nasskalten Jahreszeiten Herbst
und Frühjahr attackieren Viren unsere
Schleimhäute. In öffentlichen Verkehrsmitteln, im
Büro, in Kindergarten und Schule konzentrieren
sich die Erreger, weil zahlreiche Menschen auch mit
einer Erkältung ihren Verpflichtungen nachgehen.

So genannte Rhino-, Corona- und Adenoviren sind meist für die lästigen Symptome wie Schnupfen, Husten, Halsweh, Gliederschmerzen, Kopfweh und Fieber verantwortlich.

In der Regel werden die Erreger durch die so genannte Schmierinfektion, also bei direktem Kontakt von Mensch zu Mensch übertragen. Die Tröpfcheninfektion über kleinste in der Atemluft schwebende erregerhaltige Sekrettröpfchen, die z.B. beim Niesen herausgeschleudert werden, ist ein weiterer Infektionsweg.

Normalerweise ist eine Infektion mit diesen Erregern harmlos und die Symptome klingen nach spätestens zwei Wochen wieder ab. Nur bei einer bestehenden Immunschwäche können langwierigere Erkrankungen entstehen. Selten kann sich eine Lungenentzündung oder eine schwere Bronchitis entwickeln.

Die echte Grippe, die mit hohem Fieber und schweren Allgemein-symptomen einhergeht, wird von anderen Viren ausgelöst.

Das Vitamin C, die Bioflavonoide und die antiseptischen Eigenschaften machen die Zitrone zu einem idealen Vorbeugungs- und Heilmittel. Schon bevor es Sie erwischt hat, sollten Sie die Raumluft mehrmals täglich mit drei bis fünf Tropfen ätherischem Zitronenöl über eine Duftlampe oder den Verdampfer anreichern. Dadurch werden Keime in der Luft und in den Atemwegen abgetötet.

Außerdem können Sie täglich ein bis zwei Zitronen entweder mitsamt dem Fruchtfleisch essen oder deren Saft mit etwas Wasser verdünnt trinken. Durch das Vitamin C wird die Produktion von Abwehrzellen angeregt und das Immunsystem gestärkt, sodass die Viren unter Umständen gar keine Chance haben, sich bei Ihnen zu vermehren. Bereits bei den ersten Anzeichen einer Erkältung sollten Sie massiv mit Zitronensaft gegensteuern. Fünf und mehr Zitronen pro Tag sind angezeigt. Wenn Ihnen das Zitronenwasser mit dem Saft einer Frucht auf ein Glas Wasser zu sauer ist, können Sie etwas Honig mit dazugeben.

Zitrone + Zink

Das Spurenelement Zink kann laut Untersuchungen die Krankheitsdauer reduzieren, wenn es gleich zu Krankheitsbeginn in ausreichender Dosierung eingenommen wird.

Nehmen Sie die Zink Tabletten zeitgleich mit Zitronensaft ein, denn die Zitronensäure erhöht die Zinkaufnahme im Darm!

Fieber

Bereits im 12. Jahrhundert wies die Äbtissin Hildegard von Bingen darauf hin, dass das Essen der Obstfrucht des Bontzider-Baumes im Menschen mit dem „Fieberstoff" aufräumt. Namhafte Hildegard-Forscher gehen davon aus, dass mit dem Bontzider-Baum der Zitronen-, vielleicht auch der Orangenbaum gemeint ist.

Fieber ist eine natürliche Reaktion des Körpers, die seine erhöhte Abwehraktivität anzeigt, den Stoffwechsel allgemein aktiviert und außerdem manchen temperaturempfindlichen Erregern das Leben schwer macht. Daher ist es auch nicht sinnvoll, jedes Fieber sofort zu unterdrücken. Oft raubt man damit dem Organismus die Möglichkeit, die Erreger restlos zu besiegen und auszuscheiden. Nur Fieber, das an die 40°C oder darüber geht, sollten Sie versuchen mit sanften Mitteln, im Rahmen zu halten. Gelingt dies nicht, müssen Sie natürlich ärztliche Hilfe zu Rate ziehen.

Ideal dazu sind die altbewährten kalten Waden-wickel. Ätherisches Zitronenöl verstärkt deren Wirkung zusätzlich. Geben Sie auf einen Esslöffel Jojobaöl einige Tropfen Zitronenöl, und reiben Sie damit die Waden des Patienten ein. Nun wird das in kaltem Wasser getränkte, ausgewrungene Leinentuch angelegt und mit einem großen Handtuch umwickelt. Nach fünf Minuten, bzw. bevor sich das feuchte Tuch erwärmt, den Wickel erneuern. Diese Anwendung wird immer an beiden Waden gleichzeitig durchgeführt. Sie kann mehrmals täglich wiederholt werden. Wechseln Sie das Tuch bis zu zehnmal pro Anwendung. Dies ist zwar mühsam, schwächt aber das Immunsystem nicht und hält den Fieberanstieg in Grenzen. Geben Sie dem Patienten mehrmals täglich den Saft einer Zitrone in einem Glas warmem Wasser mit etwas Honig zum Trinken. Oder fügen Sie einem Liter Tannennadeltee den Saft einer Zitrone und einen Esslöffel Honig hinzu. Lassen Sie drei Esslöffel frische oder getrocknete Tannentriebe mit einem Liter Wasser zwei Minuten lang kochen und dann das Gemisch noch zugedeckt 1/4 Stunde lang ziehen. Nach dem Abseihen Zitrone und Honig zugeben und dem Kranken über den Tag verteilt zum Trinken geben.

Tannennadeltee weist ebenfalls gute, fiebersenkende Eigenschaften auf.

Frostbeulen, Erfrierungen

Einreibungen mit Zitronensaft, oder noch besser mit ätherischem Zitronenöl, helfen vorbeugend und heilend gegen Erfrierungen. Mischen Sie einige Tropfen Zitronenöl mit einem neutralen Körperöl, und massieren Sie es gründlich in die Füße, Beine und Hände ein. Das verbessert die Durchblutung, so dass Erfrierungen z.B. beim Wintersport oder beim Bergwandern nicht so schnell auftreten können.

Kam es bereits zu Erfrierungen, unterstützen mehrmals täglich durchgeführte Einreibungen durch die durchblutungsfördernde Wirkung der Zitrone die Regeneration des Gewebes.

Gallensteine

Mit zunehmendem Alter neigt man verstärkt zur Gallensteinbildung. Hauptfaktoren sind Übergewicht, fettreiches Essen und ein erhöhter Cholesterinspiegel.

Cholesterin ist der Hauptbestandteil aller Arten von Gallensteinen. Mit der Zitronentrinkkur machen Sie sich den cholesterinmindernden Effekt des Vitamin C zu Nutze. Olivenöl und Zitronensaft können Gallensteine auflösen oder zumindest ihr Wachstum verlangsamen. Vermischen Sie den Saft einer halben Zitrone mit ein bis zwei Esslöffeln Olivenöl, und nehmen Sie diese Mischung drei bis viermal täglich ein.

Haarausfall und Kopfschuppen

Die Ursachen für Haarausfall und Kopfschuppen sind nicht restlos geklärt. Hormonelle Faktoren können genauso eine Rolle spielen wie Erbanlagen oder durch chronische Übersäuerung bedingte Störungen im Mineralhaushalt. Einreibungen mit frischem Zitronensaft stärken und beleben die Kopfhaut und haben sich schon mehrfach bewährt, um den Haarverlust zumindest zu verlangsamen und die Schuppenbildung im Rahmen zu halten. Massieren Sie nach jeder Haarwäsche den Saft einiger Zitronen in die Kopfhaut ein. Nicht ausspülen!

Herpes

Herpes ist die Sammelbezeichnung für eine ganze Reihe von bläschenartigen Hauterscheinungen, die von unterschiedlichen Stämmen des Herpes-Virus hervorgerufen werden können. Zu den häufigsten Formen einer Herpes-Infektion gehören die bekannten Herpesbläschen an den Lippenrändern. Auch schwere Infektionen der Geschlechtsorgane und die sehr schmerzhafte Gürtelrose, der Herpes zoster, werden durch Herpes-Viren hervorgerufen. Alle Herpesformen beginnen mit einem Spannungsgefühl der Haut und jucken und brennen meist stark. Oft fangen die Hauterscheinungen an zu nässen und können sich in schlimmen Fällen durch bakterielle Zusatzinfektionen zu eitrigen Entzündungsherden entwickeln.

Wenn das Immunsystem geschwächt ist, ist man besonders anfällig für Herpesbläschen an den Lippen. Da die Bläschen ziemlich infektiös sind, sollte man mit der Behandlung nicht zögern. Ideal ist ein Mischung ätherischer Öle, die zu gleichen Teilen Teebaum-, Melissen- und Zitronenöl enthält. Mischen Sie mehrmals täglich einige Tropfen dieser Öle zusammen, und tragen Sie die Mischung mit einem Wattestäbchen direkt auf die Herpesbläschen auf. Eine Trinkkur mit Zitronensaft stärkt zusätzlich das Abwehrsystem.

Hühneraugen
Bei jedem Schritt rollt das gesamte Körpergewicht über bestimmte Partien des Fußes ab - und das viele hunderttausend Male im Leben eines Menschen. Manchmal bilden sich nun durch den permanenten Druck im Bereich der knochennahen Haut des Fußes schmerzhafte Verdickungen der

Hornhaut, die einen nach innen gerichteten Dorn ausbilden. Dieser Dorn aus verhornten Hautzellen bereitet nun bei jedem Schritt Schmerzen.
Die Volksheilkunde empfiehlt, auf solche Hühneraugen abwechselnd jeweils ein frisches Stück Zitronen-schale und eine frische Zitronenscheibe zu binden.
Es bietet sich an, die relativ dünne Schale tagsüber und die Fruchtscheibe nachts anzuwenden. Nach einigen Tagen sollte das Hühnerauge weich und leicht zu entfernen sein. Eventuell mit Ringel-blumensalbe nachbehandeln.

Insektenstiche
Frische Zitrone ist ein ausgezeichnetes Mittel gegen die lästigen Symptome von Insektenstichen. Juckreiz, Schwellung und Schmerz lassen schnell nach, wenn Sie möglichst bald nach dem Stich eine frisch angeschnittene Zitronenscheibe auflegen. Das desinfiziert, neutralisiert das Insektengift, das durch den Stich in die Haut gelangt ist und wirkt gegen den Entzündungsstoff Histamin, den der Körper selbst produziert. Auch Honig, vermischt mit etwas Zitronensaft ist ein geeignetes Mittel, um Stiche zu behandeln, besonders auch dann, wenn sie schon ein paar Tage alt sind.
Vorsicht: Wenn nach Insektenstichen Symptome einer allergischen Reaktion auftreten, muss schnellstens ein Arzt geholt werden. Alarmzeichen sind Schwindel, Benommenheit, Atemnot, Herzrasen, Schweißausbrüche, Übelkeit und Erbrechen.

Kopfschmerzen

Fast jeder Mensch hatte statistisch gesehen schon einmal Kopfschmerzen. Rund die Hälfte der Bevölkerung leidet zumindest gelegentlich darunter. Die Ursachen für Kopfschmerzen können sehr vielfältig sein. Verspannungen der Muskulatur im Schulter-/Nackenbereich können sie genauso auslösen, wie Funktionsstörungen innerer Organe, Wetterfühligkeit oder nervliche Probleme. In seltenen Fällen kann auch ein Tumor im Gehirn der Auslöser von Kopfschmerzen sein. Deshalb sollte man bei lang anhaltenden, heftigen Kopfschmerzen unbedingt einen Arzt aufsuchen, besonders, wenn Seh-, Sprach- oder Gleichgewichtsstörungen auftreten.

Auch wenn Menschen, die jahrzehntelang nie nennenswerte Probleme mit Kopfschmerzen hatten, plötzlich starke Schmerzen bekommen, sollten die Alarmglocken läuten. Von der dauerhaften Einnahme von Kopfschmerzmitteln, die die Symptome nur unterdrücken, muss ausdrücklich abgeraten werden, da diese Medikamente auf lange Sicht Organe wie Magen, Darm, Leber und Nieren schädigen könnten.

Ein bekanntes Hausmittel gegen gelegentlichen Kopfschmerz ist der kalte, schwarze Kaffee mit dem Saft einer Zitrone. Diese Mischung schmeckt furchtbar, scheint aber in vielen Fällen zu helfen. Eine Variante ist, den Zitronensaft in eine Tasse Grünen Tee zu geben. Das schmeckt deutlich besser und wirkt bei vielen Menschen sogar noch schneller.

Sehr erfrischend bei Kopfschmerzen ist ätherisches Zitronenöl auf den Schläfen. Nehmen Sie dazu entweder ein bis zwei Tropfen gekauftes Öl, oder reiben Sie eine frische Zitronenschale kräftig über Schläfen und Stirn.

Manchen Menschen hilft entweder eine sehr heiße oder eine kalte Kompresse im Nacken. Nehmen Sie je nach Bedarf einen heißen Waschlappen oder einen Eisbeutel. Ob Ihnen Kälte oder Wärme am ehesten hilft, müssen Sie selbst herausfinden.

Magenschwäche

Viele Menschen leiden an Aufstoßen und Völlegefühl nach dem Essen. Mit einer Zitronen-/Anis-Tinktur kann man dem Magen auf die Sprünge helfen, wenn er gelegentlich, z.B. nach großen Anstrengungen oder Aufregungen oder einem rauschenden Fest und wenig Schlaf nicht so recht auf Touren kommen will: In 1 Liter milden Branntwein oder Korn werden 30 g Anis, 20 g Fenchel und zwei Zitronen eine Woche lang stehengelassen. Die Ölfrüchte muss man vor dem Einlegen mit einem Mörser zerstoßen, die Zitronenschale abreiben und das Fruchtfleisch in Stücke schneiden. Ein kleines Likörgläschen der abfiltrierten Tinktur vor oder nach einer Mahlzeit unterstützt den Magen wirkungsvoll.

Mundsoor

Unter Mundsoor versteht man eine Pilzinfektion der Mundschleimhaut. Die Schleimhaut ist gerötet und zeigt grauweiße, stippchen- bis flächenförmige

Auflagerungen im Bereich von Gaumen, Wangen und Zunge. In schlimmen Fällen kann sich die Erkrankung auf die gesamte Speiseröhre und den weiteren Verdauungsapparat ausweiten. Behandeln Sie den Mundsoor, indem Sie mehrmals täglich mit verdünntem Zitronensaft gurgeln und diesen auch pur auf die betroffenen Areale auftragen.

Weitere gute Behandlungsmöglichkeiten sind Propolisextrakt, Grapefruitkernextrakt und ätherisches Thymianöl. Auch ein Tee aus der Rinde des Lapacho-Baumes soll sich gut bei Mundsoor und Pilzinfektionen des Magen-Darm-Traktes bewährt haben.

Nagelpilz

Nagelpilze werden durch Schimmel-, Faden- oder Sproßpilze hervorgerufen und sind ein ziemlich hartnäckiges und häufiges Übel. Besonders an den Zehen werden sie durch Fußschweiß, Durch-blutungsstörungen, das Tragen von Gummischuhen und -sohlen begünstigt. Auch Manikür- und Pedikürverletzungen können den Ausgangspunkt für Nagelpilze bilden. Wer oft mit aggressiven Reinigungsmitteln zu tun hat, zerstört damit den Säureschutzmantel der Haut und bietet Pilzen von den Nagelrändern her einen guten Nährboden. Nagelpilz führt nach und nach zu einer gelblichen Verfärbung und Verdickung des Nagels. Im Endstadium kann der Nagel sogar abfallen. Ätherische Öle bieten eine gute Möglichkeit, Nagelpilze zu behandeln. Besonders wirksam sind die Öle der Zitrone, der Bergamotte und des

Bohnenkrautes. Tupfen Sie diese Öle abwechseln pur auf die betroffenen Nägel, und mischen Sie einige Tropfen Zitronenöl mit etwas Olivenöl, das Sie allgemein zur Hand- und Nagelpflege benutzen können.

Neben äußerlichen Anwendungen ist es sehr wichtig, die Ernährung in Richtung basischer Kost umzustellen, denn ein übersäuerter Organismus bietet das ideale Wachstumsklima für Pilze.

Nasenbluten

Bei akutem Nasenbluten hilft ein Wattebausch, der in reinen Zitronensaft getränkt und in das betreffende Nasenloch gesteckt wird. Der Saft zieht die Schleimhaut sofort zusammen und dichtet sie ab. Unterstützend legen Sie dem Betroffenen einen eiskalten Waschlappen für einige Minuten in den Nacken. Dadurch werden auf nervlich-reflektorischem Wege die Blutgefäße in der Nase zusammengezogen und der Blutandrang nimmt ab.

Nasenpolypen

Polypen sind meist gutartige Wucherungen der Schleimhaut, die in manchen Fällen bösartig werden können. Polypen können in allen Hohlorganen wie Magen, Darm, Harnblase, Gebärmutter, Nasennebenhöhlen und auch im Bereich des Zahnfleisches und der Zahnwurzel auftreten. Nasenpolypen sind besonders lästig, da sie direkt die Atmung behindern. Nasenpolypen bilden sich nach einer operativen Entfernung leider sehr oft innerhalb kurzer Zeit wieder neu.

Spülungen mit Zitronensaft haben sich nach den Berichten einiger Naturheilbehandler gegen dieses Leiden recht gut bewährt. Sie können zumindest nicht schaden, so dass man es durchaus auf einen Versuch ankommen lassen kann. Dazu wird frischer Zitronensaft möglichst unverdünnt über die Nasenlöcher nach oben in die Nasenöffnung gezogen. Sie können zunächst mit Wasser und wenig Saft beginnen, um sich an das etwas eigenartige Gefühl zu gewöhnen. Mit der Zeit sollte der Anteil an Zitronensaft aber erhöht werden. Täglich wenigstens einmal durchführen.

Nervöse Erschöpfung
Heutzutage sind viele Menschen beruflich großen Belastungen ausgesetzt. Besonders Frauen haben oft die doppelte Last von Job, Haushalt und Kindern zu tragen. Gegen die auftretende Erschöpfung kann folgende Kombination aus einem Heilkraut und der Zitrone helfen: Lassen Sie 3 ganze, in kleine Stücke zerschnittene Biozitronen und 10 EL getrocknetes Tausendgüldenkraut aus der Apotheke eine Woche lang in 1 Liter Weißwein ziehen. Dann durch einen Kaffeefilter abseihen. Ein Likörglas mittags und abends vor dem Essen stärkt Körper, Gemüt und Nerven.

Nervosität, Aufgeregtheit
Ätherisches Zitronenöl wirkt ausgesprochen beruhigend auf das Nervensystem. Daher empfiehlt es sich z.B. in der Prüfungsvorbereitung einige Tropfen in der Duftlampe zu verdampfen, um

ruhiger zu werden und dennoch konzentriert arbeiten zu können. Zur Abwechslung können Sie ruhig auch mal Bergamotten- oder Orangenöl verwenden.

Das hilft auch bei allgemeiner Aufgeregtheit, z.B. nach Auseinandersetzungen oder schlechten Nachrichten.

Noch stärker ist der Effekt, wenn Sie fünf Tropfen Zitronenöl auf ein Stück Brot geben und unter gründlichen Kauen zu sich nehmen. So können Sie drei- bis viermal täglich vorgehen. Nicht öfter, da das konzentrierte Öl bei empfindlichen Menschen sonst die Magenschleimhaut reizen könnte. In vernünftigem Rahmen angewendet nützt dieses „Zitronenbrot" aber auch bei nervösem Magen, Blähungen und Aufstoßen.

Nieren- und Harnleitersteine

Bei einer entsprechenden Veranlagung und häufig einer zu sauren Stoffwechsellage kann es zur Ausbildung von kristallinen Ablagerungen in den Nieren, den ableitenden Harnwegen oder der Blase kommen. Diese Ablagerungen können sich mit der Zeit zu richtigen Steinen entwickeln, die dann die Harnwege verstopfen und zu sehr schmerzhaften Koliken führen. Medizinisch wird versucht, solche Steine oder ihre Anfangsform, den Nierengrieß, durch Ausschwemmen, Zertrümmern mit Ultraschall oder durch eine Operation zu entfernen. Die Zitrone, bzw. Zitronensaft hilft bei einer ganz bestimmten Art von Nieren- und Harnleitersteinen, nämlich den Harnsäuresteinen und Harnsäure-/

Calciumoxalat- Mischsteinen. Harnsäuresteine werden auch als Uratsteine bezeichnet. Uratsteine bilden sich immer dann, wenn der Urin mit Harnsäure übersättigt ist. Dieser Übersäuerung wirkt der Zitronensaft entgegen, damit die Harnsäure nicht auskristallisiert, sondern beim Wasserlassen ausgeschieden wird. Bereits vorhandene Steine und Ablagerungen werden bei ausreichend langer Anwendung nachweislich verkleinert.

Ohrenentzündungen
Als Erste-Hilfe-Maßnahme träufeln Sie bei Ohren-schmerzen frisch gepressten Zitronensaft in das betreffende Ohr. Zusätzlich Zitronenöl in die Schläfen einreiben oder eine Zitronenschale daran reiben.
Alternativ zum Zitronensaft können Sie auch etwas Olivenöl mit einigen Tropfen Zitronenöl vermischen und in das Ohr einlaufen lassen. Das hilft bei Entzündungen des äußeren Gehörganges und löst festsitzenden Talg, auch als Ohrenschmalz bezeichnet. Diese Anwendung ist auch ideal, um die Behandlung mit einer Ohrkerze vorzubereiten: Das Öl nach fünf bis zehn Minuten wieder auslaufen lassen und dann die Ohrkerze einsetzen.

Rheuma
Der Begriff „Rheuma" stammt aus dem Griechischen und bedeutet „Fluss". Die antiken Ärzte stellten sich vor, dass Krankheitsstoffe, die im Körper umherfließen, Schmerzen in den

Gelenken auslösen. Viele Rheumapatienten klagen nämlich über Schmerzen an wechselnden Gelenken und Körperpartien. Heute wird der Rheumatismus in drei Hauptgruppen eingeteilt, ohne dass die genauen Ursachen des Leidens bekannt wären. Moderne Rheumamedikamente dienen in erster Linie dazu, die Symptome Schwellung, Schmerz, Entzündung und rheumatisches Fieber zu bekämpfen.

Sehr weit verbreitet ist der degenerative Rheumatismus. Es handelt sich dabei um Abnutzungserscheinungen und Funktionsverluste der Bandscheiben, der Knorpel und der Gelenke. Einseitige, schwere Belastung, z.B. am Arbeitsplatz oder im Haushalt dürften eine wichtige Ursache sein.

Beim entzündlichen Rheumatismus greifen Abwehrzellen körpereigenes Gewebe an und zerstören es. Meist geht solchen autoallergischen Reaktionen der Kontakt mit Bakterien und deren Giftstoffen voraus, die scheinbar zu einer Fehlsteuerung des Immunsystems führen. Zu dieser Rheumagruppe gehört der Morbus Bechterew, bei dem die Wirbelsäule betroffen ist und die primär-chronische-Polyarthritis (PCP), die meist mehrere Gelenke zugleich befällt. Beim nicht-gelenkbezogenen Rheumatismus wirken sich die Krankheitserscheinungen nicht an Gelenken, sondern anderen Körperpartien aus. Betroffen sein können Muskeln, das Fettgewebe, Nerven, die Knochenhaut, Schleimbeutel, Sehnenscheiden, Bindegewebe und vieles mehr.

Bekanntestes Beispiel dieser Gruppe ist der chronische Tennisellbogen. Die Zitrone ist mit Sicherheit kein Wundermittel gegen Rheuma. Dennoch können ihre entsäuernden und den Stoffwechsel anregenden Effekte eine Behandlung wirkungsvoll unterstützen.

Führen Sie mehrmals im Jahr die weiter vorne beschriebene klassische Zitronensaftkur zur Entsäuerung durch. Die Übersäuerung des Organismus ist ein wesentlicher Faktor des rheumatischen Geschehens.

Eine Ernährungsumstellung in Richtung basische Kost sollte unbedingt erfolgen. Auch ist es sinnvoll, betroffene Gelenke mit ätherischem Zitronenöl zu behandeln. Geben Sie dazu zirka fünf Tropfen Zitronenöl auf einen Teelöffel Jojobaöl, und massieren Sie die Mischung in die Haut über den Gelenken ein. Bei sehr trockener Haut können Sie fettes Mandelöl nehmen. Das Zitronenöl kühlt und fördert den Gewebsstoffwechsel.

Folgender Rheumatee trägt außerdem dazu bei, die Beschwerden zu lindern und Harnsäure aus dem Gewebe zu lösen: Vermischen Sie zu gleichen Teilen Brombeerblätter, Weidenrinde, Brennessel-kraut und Ackerschachtelhalm. Je ein Teelöffel der Mischung wird mit 1/4 Liter kochend heißem Wasser aufgegossen und nach zehn Minuten abgeseiht. Nach Geschmack mit reichlich Zitrone versetzt mindestens drei Tassen pro Tag trinken.

Sonnenbrand

Das übermäßige Einwirken kurzwelliger und energiereicher UV-Strahlung der Sonne führt zu Verbrennungen der Haut. Je nach Stärke der Verbrennung rötet sich die Haut nur, oder es entstehen Bläschen, die mit einer klaren Flüssigkeit gefüllt sind. Im Zuge der Heilung lösen sich die verbrannten und zerstörten Hautschichten ab.

Das beste Mittel gegen Sonnenbrand ist Vernunft. Setzen Sie sich nicht länger der Sonne aus, als es Ihrem Hauttyp entspricht! Wiederholte, starke Sonnenbrände können erwiesenermaßen den Boden für Hautkrebs auslösen.

Wenn es bereits zu spät ist, brauchen Sie reichlich Flüssigkeit, um den Wasserverlust durch Schwitzen auszugleichen und den Kreislauf zu stabilisieren. Zitronenwasser ist ein ideales Getränk, weil das Vitamin C zusätzlich von innen heraus den Heilungsprozess fördert.

Äußerlich nützen Waschungen mit Zitronensaft, den Sie im Verhältnis 1:5 mit Wasser verdünnen. Sehr gut sind auch Quark- oder Joghurtauflagen. Rühren Sie soviel Zitronensaft unter den Quark, dass ein gut streichfähiger Brei entsteht. Dieser wird mit einem Leinentuch auf die betroffenen Hautpartien aufgelegt. Regeneriert und kühlt die gereizte Haut.

Vor dem Sonnenbad sollten Sie übrigens kein Zitronenöl auf die Haut auftragen, da dies bei empfindlichen Menschen die Sonnenstrahlung intensivieren kann.

Stuhlverstopfung

Stuhlverstopfung ist ein großes Problem in einer überernährten und an eine sitzende Arbeitsweise gebundene Industrie-Gesellschaft. Abführmittel gehören hier zu den meistverkauften Arzneimitteln. Eigentlich dürfen solche Mittel nicht länger als 14 Tage ohne Unterbrechung eingenommen werden, ohne Gesundheitsschäden hervorzurufen. Nur wenige Menschen halten sich an diese Vorschrift, weil es ihnen zu mühsam ist, ihre Lebens- und Ernährungsweise umzustellen, bzw. die mühsame Suche nach der Ursache der Darmträgheit in Angriff zu nehmen. Deshalb muss auch bei diesem Anwendungsbeispiel vor einer chronischen Einnahme gewarnt werden.

Das Abführ-Getränk mit Zitronensaft dient nur zur Überbrückung einer momentanen Verstopfung, z.B. bei Klimawechsel oder zur Darmreinigung im Zusammenhang mit Fastenkuren. Träger der Abführwirkung ist das so genannte Bittersalz, Magnesium sulfuricum, das milder als das gefürchtete Glaubersalz wirkt. Man gibt ein bis zwei knappe Teelöffel Bittersalz auf ein Glas warmes Wasser und fügt den Saft einer halben bis ganzen Zitrone hinzu. Die Zitrone verbessert den Geschmack und die Verträglichkeit des Abführgetränkes, das jeweils morgens nüchtern eingenommen wird. Die Wirkung setzt, je nach Menschentyp, 1/2 bis 2 Stunden später ein.

Venenschwäche

Die Venen sind die Gefäße in denen das Blut gesammelt und wieder zu Lunge und Herz zurücktransportiert wird, nachdem es das Gewebe und die Organe mit Nährstoffen und Sauerstoff versorgt und Abfallstoffe aufgenommen hat. Man kann sich leicht vorstellen, dass ohne einen guten Rückfluss auch keine gute Versorgung des Organismus mit „frischem", sauerstoffreichem Blut möglich ist. Besonders bei den Beinvenen gibt es ein großes Handicap: Das ganze Blut aus den unteren Extremitäten muss gegen die Schwerkraft nach oben zu den Zentralorganen gebracht werden. Damit das Blut nicht nach unten versacken kann, sind die Venen mit Klappen ausgerüstet, die wie Ventile den Blutfluss nur nach oben erlauben. Allerdings müssen dazu die Venenwände straff und gleichzeitig elastisch sein. Ist das nicht der Fall, fließt das Blut zurück und es kommt zu Flüssig-keitsansammlungen in den Beinen, Waden-krämpfen, Juckreiz, Venenentzündungen, Krampf-adern und in schlimmen Fällen sogar zu schlecht heilenden offenen Geschwüren. Venenschwäche ist zu einem hohen Prozentsatz erblich angelegt und häufig schwer zu behandeln.

Frauen, die aufgrund ihres schwächeren Binde-gewebes eher zu Krampfadern und Venenschwäche neigen als Männer, sind doppelt gefährdet, wenn sie die Antibabypille einnehmen. Dadurch ent-stehen hormonelle Veränderungen im Organismus, die das Bindegewebe zusätzlich schwächen. Dasselbe passiert in der Schwangerschaft, hier aber nur für eine zeitlich begrenzte Dauer. Deshalb ist so viel Bewegung wie möglich, eventuell spezielle Gymnastik in der Schwangerschaft sehr wichtig. Besenreiser sind übrigens kleine geplatzte Venen des Hautgewebes: Veranlagung, Alkoholkonsum, hormonelle Verhütungsmittel und übermäßige Sonnenbäder begünstigen ihre Entstehung.

Massagen der Haut mit fünf bis sechs Tropfen ätherischem Zitronenöl, das mit einem Esslöffel Jojobaöl vermischt wurde, stärken die Wände der oberflächlichen Gefäße. Achten Sie immer darauf, zum Herzen hin zu massieren, also von den Zehen, bzw. Fingern zum Rumpf hin. Nach den Massagen die Beine möglichst hoch lagern, um den Blutfluss zu Lunge und Herz zu erleichtern. Die sekundären Pflanzenstoffe der Zitrone, und zwar die der ganzen Frucht, stärken die Wände der Venen, sorgen für einen besseren Blutfluss und wirken gegen Ablagerungen in den Gefäßen. Führen Sie die beschriebene klassische Zitronensaft-Kur mindestens zweimal im Jahr durch, und ergänzen Sie Teemischungen gegen Venenleiden mit einem knappen Teelöffel getrockneter Schalen auf eine große Tasse Wasser.

Beispiel für einen Venentee:
Lassen Sie sich in der Apotheke eine Mischung zu gleichen Teilen der folgenden Pflanzen zusammenstellen:
• Hamamelisblätter
• Steinkleekraut

• Ackerschachtelhalm
• Zitronenschalen
Dieser Tee kräftigt die Venen und wirkt
entzündungshemmend. Auch bei akuten
Venenschmerzen täglich drei Tassen trinken.

Verdauungsbeschwerden
Appetitlosigkeit, Aufstoßen, Sodbrennen,
Mundgeruch oder Blähungen sind Symptome einer
gestörten Verdauung. Viele Faktoren tragen zu
Verdauungsbeschwerden bei: Nervosität, innerer
Druck, hastiges Essen, ungeeignete
Nahrungsmittelkombinationen oder chronische
Übersäuerung. Natürlich entstehen derartige
Probleme auch, wenn manifeste Organkrankheiten
wie Magenschleimhautentzündung, Geschwüre,
Leber-, Bauchspeicheldrüsen- oder
Gallenerkrankungen oder bakterielle Infektionen
vorliegen. Wer schon seit längerer Zeit unter
andauernden Verdauungsproblemen leidet, sollte
daher einen Therapeuten aufsuchen, damit gezielt
nach den Ursachen geforscht werden kann.
Bei gelegentlichen Problemen ist die Zitrone ein
ausgezeichnetes Mittel zur Behandlung und
Vorbeugung: Vor jeder Mahlzeit dient ein Glas
lauwarmen Wassers mit dem Saft einer Zitrone zur
Anregung der Verdauungssäfte. Die Wirkung
beginnt durch das Aktivieren der Geschmacks-
knospen bereits im Mund und setzt sich im Magen
fort. Die Zitronensäure fördert im Magen die
Bildung der Magensäure oder neutralisiert durch
ihre basische Wirkung überschüssige Säure im

Organismus. Außerdem werden Bauchspeicheldrüse und Gallenblase angeregt, ihre
Verdauungssäfte in den Zwölffingerdarm abzu-
sondern, sodass die Verdauungsarbeit ohne
Probleme vonstatten gehen kann.

Zahnfleischentzündungen
Entzündungen und Geschwüre am Zahnfleisch sind
sehr schmerzhaft und meist recht langwierig. Die
Ursachen sind oft schlechte Zahnpflege und große
Zahnfleischtaschen, in denen Speisereste hängen
bleiben und einen idealen Nährboden für Bakterien
darstellen. Auch Vitamin- und Mineralmangel
begünstigt Zahnfleischgeschwüre. Zitronensaft ist
ein ideales Mittel, um das Zahnfleisch zu straffen
und zu desinfizieren. Spülen Sie den Mund
mehrmals täglich mit frischem Zitronenwasser.
Sehr effektiv ist es, das Zahnfleisch direkt mit
einem in purem Zitronensaft getränkten
Wattestäbchen zu bepinseln. Bei Zahnfleischbluten
massieren Sie den Saft direkt mit dem Finger
morgens und abends in das Zahnfleisch ein.

Zitronenrezepte für Ihre Schönheit

Neben der gesundheitsfördernden Wirkung besitzt
die Zitrone eine Vielzahl an wertvollen Pflege-
stoffen für Haut und Haar. In der naturbelassenen
Hautpflege wird sie seit jeher wegen ihrer
regulierenden und entzündungshemmenden
Eigenschaft geschätzt, die sowohl die trockene
Haut wie auch die fettige und unreine Gesichts-
und Körperhaut ausgleicht und typgerecht pflegt.
Mit den nachfolgenden Rezepte möchte ich Ihnen
eine kleine Auswahl von natürlichen, rein pflanzlichen Haut- und Haarpflegemitteln bieten, die
bereits unsere Großmütter schätzten.

*Zitronensaft
oder Zitronenöl?*

In den Rezepturen
ist oft Zitronenöl
angegeben.
Pflegeprodukte mit
frisch gepresstem
Zitronensaft sind
ausschließlich für
den sofortigen
Gebrauch geeignet!

Erfrischende Hautreinigung

Um die Haut von Schmutz und Hauttalg zu befreien, sollte sie täglich morgens und abends gründlich gereinigt werden.

Ein sanftes Reinigungsöl mit ätherischem Zitronenöl eignet sich hierfür besonders gut. Es entfernt zuverlässig alle Schmutzpartikel und trocknet die Haut nicht aus. Durch die Zugabe von Tween 80, einem hautfreundlichen Emulgator aus der Apotheke, wird das Öl wasserlöslich.

Sanftes Reinigungsöl für jede Haut 60 ml

Sonnenblumenöl

40 ml Sesamöl

2 TL Tween 80

10 Tropfen Zitronenöl

Alle Zutaten miteinander vermischen und in eine Flasche füllen. Vor jedem Gebrauch gut schütteln.

Tragen Sie das Öl auf die trockene Haut von Gesicht, Hals und Dekolleté auf, und massieren Sie es etwas ein. Dann mit feuchten Fingern noch einmal verstreichen und mit viel warmem Wasser abwaschen.

Meersalzpeeling für jede Haut

Peelings rubbeln die abgestorbenen Hornschüppchen von der Oberhaut und reinigen die Haut dadurch besonders gründlich. Einmal wöchentlich sollten Sie ein solches Peeling anwenden, um Ihre Haut vor verstopften Poren zu schützen. Ein

Meersalzpeeling reinigt und entschlackt die Haut und regt zudem die Durchblutung sanft an.

1 EL feines Meersalz
1 TL Mandelöl
1 TL frisch gepresster Zitronensaft

Vor Gebrauch das Peeling frisch anmischen und auf die feuchte Haut von Gesicht, Hals und Dekolleté auftragen. Die Haut mit feuchten Fingern in sanften Kreisen massieren und das Salz dann mit reichlich warmem Wasser abwaschen.

Belebendes Gesichtswasser

Jetzt muss die Haut ihren Säureschutzmantel wieder aufbauen, der sie vor schädlichen Umwelteinflüssen und Bakterien schützt. Dabei wirken saure Gesichtswässer besonders unterstützend. Nach jeder Reinigung sollte die Haut damit befeuchtet werden.

100 ml destilliertes Wasser
1 TL Obstessig
8 Tropfen Zitronenöl

Auch hier wieder alle Zutaten miteinander vermischen und in eine Flasche abfüllen. Vor jedem Gebrauch gut schütteln. Dieses Gesichtswasser eignet sich auch zur Verwendung nach dem Duschen für die Körperhaut.
Besonders die fettige, leicht unreine Körperhaut normalisiert sich durch regelmäßige Anwendung.

Gesichtswasser auf die Schnelle

Sollten Sie kein Zitronenöl zur Hand haben, können
Sie auch eine Mischung aus Wasser und Zitronensaft verwenden. Da der Saft jedoch stets frisch
sein muss, sollten Sie das Gesichtswasser nur für
eine Anwendung anmischen.

2 EL kühles Wasser
1/2 TL frisch gepresster Zitronensaft

Die Zutaten gründlich verrühren und wie ein Gesichtswasser
verwenden.

Hautpflege mit Packungen, Masken & Co.

Um die Haut von Gesicht, Hals und Dekolleté
intensiv zu nähren, sollten Sie ihr einmal
wöchentlich, am besten nach dem Peeling, eine
pflegende Packung gönnen. Das stärkt die Haut
gegen Umweltschäden und hält ihren Fett- und
Feuchtigkeitshaushalt aufrecht.
Benutzen Sie direkt vor der Gesichtspackung kein
Gesichtswasser! Dies schließt die Hautporen und
verringert so die Aufnahmefähigkeit der pflegenden
Wirkstoffe einer Packung.
Die jeweilige Packung mit einem Pinsel auf Gesicht,
Hals und Dekolleté großzügig auftragen. Nach zirka
30 Min. Einwirkzeit mit warmem Wasser abnehmen
und die Haut mit Gesichtswasser erfrischen. Zum
Abschluss etwas Pflegecreme dünn auftragen.
Legen Sie sich während der Einwirkzeit warm

zugedeckt auf Ihr Sofa und genießen Sie die Ruhe und Entspannung. Das unterstützt die pflegende Wirkung der Gesichtspackung zusätzlich und regeneriert zugleich Körper und Geist.

Nährpackung für normale Haut

1 TL frisch gepresster Zitronensaft
1 Eigelb, zimmerwarm
1 EL Mandelöl

Alle Zutaten im warmem Wasserbad gründlich verrühren und noch warm auftragen. Die feine, leichte Packung hält die Haut elastisch und schützt vor Trockenheitsschäden.

Pflegepackung für trockene Haut

1 TL frisch gepresster Zitronensaft
1 reife Banane
2 TL Olivenöl

Die Banane mit einer Gabel zerdrücken, mit den restlichen Zutaten im Wasserbad vermischen und warm auftragen. Diese Packung strafft und regeneriert trockene, welke Haut.

Quarkpackung für Mischhaut

1 TL frisch gepresster Zitronensaft
3 EL Quark, 20% Fettgehalt
2 TL Mandelöl
Zutaten im warmem Wasserbad gründlich verrühren und noch warm auftragen. Die Quark-Zitronensaft-Mischung wirkt leicht porenverengend und verfeinert das Hautbild.

Joghurtpackung für fettige Haut

4 EL Naturjoghurt
1 TL frisch gepresster Zitronensaft

Alle Zutaten im warmem Wasserbad gründlich verrühren
und noch warm auftragen. Die Milchsäure im Joghurt
vermindert die Pickelbildung und hilft gegen Entzündungen.

Natürliche Körperpflege mit der Zitrone

Der frisch gepresste Zitronensaft eignet sich
hervorragend für die naturbelassene
Schönheitspflege des ganzen Körpers. Die
Inhaltsstoffe der Zitrone regenerieren trockene
Körperhaut und wirken festigend auf das
Bindegewebe. Dies schützt vor Schlackenab-
lagerung in der Haut und der Bildung von
Orangenhaut und Zellulite kann dadurch ganz
natürlich entgegen gewirkt werden.

Erfrischung am Morgen

Ein Duschgel mit Zitronenöl wirkt belebend und
kreislaufanregend. Dieses Duschgel vertreibt im Nu
Müdigkeit und Lustlosigkeit aus Körper und Geist.

100 ml neutrales Duschgel (aus dem Reformhaus)
25 Tropfen ätherisches Zitronenöl

Das Zitronenöl gründlich in das Duschgel einrühren und wie
gewohnt verwenden.

Körperpeeling für zarte Haut

Ein Meersalzpeeling eignet sich auch zur
Körperpflege besonders gut. Es entfernt abgestorbene Hautschüppchen und regt die Durchblutung der Haut an.

1 Tasse feines Meersalz
3 EL Mandelöl
4 EL frisch gepresster Zitronensaft

Das Salz mit dem Zitronensaft und dem Öl vermischen und,
am besten in der Dusche, auf die feuchte Körperhaut
auftragen. Die Haut gut mit dem Peeling abrubbeln und
danach gründlich abduschen.

Pflegende Körperöle

Warme Duschbäder entziehen der Körperhaut Fett
und Feuchtigkeit. Das erhöht die Empfindlichkeit
der Haut und kann zu Rötungen und juckenden
Irritationen führen. Nach dem Duschen die Haut
deshalb mit einem intensiv pflegenden, jedoch
nicht belastenden, Körperöl massieren.

Körperöl für normale und leicht trockene Körperhaut

50 ml süßes Mandelöl
50 ml Sonnenblumenöl
15 Tropfen Zitronenöl
 5 Tropfen Geraniumöl
 5 Tropfen Orangenöl

Körperöl für empfindliche und schuppige Körperhaut

50 ml Avocadoöl
50 ml Jojobaöl
15 Tropfen Zitronenöl
 5 Tropfen Benzoeöl
 5 Tropfen Zedernholzöl

Alle Zutaten in einer Kunstoff- oder Glasflasche mischen und
vor jedem Gebrauch gut schütteln.

Das Bad - ein Fest für alle Sinne
Wärmende Bäder entspannen Körper, Seele und
Geist gleichermaßen. Sie lassen uns aus unserem
Alltag entfliehen und in eine andere Welt ein-
tauchen.
Bäder dienen seit jeher der körperlichen und auch
der seelischen Reinigung. Durch die Beigabe von
pflanzlichen Zusätzen können sie entspannend
oder anregend wirken.
Die im Handel gebräuchlichen Schaumbäder wirken
jedoch zu stark entfettend und schaden der Haut
auf Dauer. Hautfreundlicher sind Ölbäder, die die
Haut pflegen und sie geschmeidig erhalten. Zudem
ersparen sie nach dem Baden das Eincremen der
Haut und verleihen ihr einen feinen Glanz.
Damit sich das fette Öl im Wasser gleichmäßig
auflöst, muss dem Badeöl ein Emulgator zugesetzt
werden. Dieser macht das Öl „wasserfreundlich"
und verhindert einen Ölrand in der Wanne nach
dem Bad.

In der Apotheke ist ein besonders hautfreundlicher Emulgator, das „Tween 80" erhältlich. Er lässt sich leicht mit dem Öl vermischen und beeinträchtigt weder Wirkung noch den Duft des Badeöls. Alternativ können Sie auch eine Milch/Honig Mischung als Emulgator verwenden:

Erfrischendes Badeöl

50 ml Traubenkernöl

1 EL Tween 80

15 Tropfen Zitronenöl

5 Tropfen Zypressenöl

5 Tropfen Orangenöl

5 Tropfen Rosmarinöl

Entspannendes Badeöl

50 ml Traubenkernöl

1 EL Tween 80

10 Tropfen Zitronenöl

5 Tropfen Mandarinenöl

5 Tropfen Geranium

5 Tropfen Melissenöl

5 Tropfen Lavendelöl

 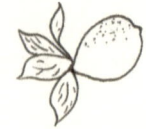 

Badeöl gegen Zellulite

50 ml Traubenkernöl
1 EL Tween 80
10 Tropfen Zitronenöl
 5 Tropfen Wacholderbeerenöl
 5 Tropfen Orangenöl
 5 Tropfen Zimtrindenöl
 5 Tropfen Rosmarinöl

Alle Zutaten in eine Flasche füllen und vor jedem Gebrauch gut schütteln.
Für ein Vollbad benötigen Sie zirka 2 EL der fertigen Mischung. Geben Sie das Öl stets erst in die vollständig eingelaufene Badewanne, da die ätherischen Öle sonst schon vor dem Baden verdunsten.

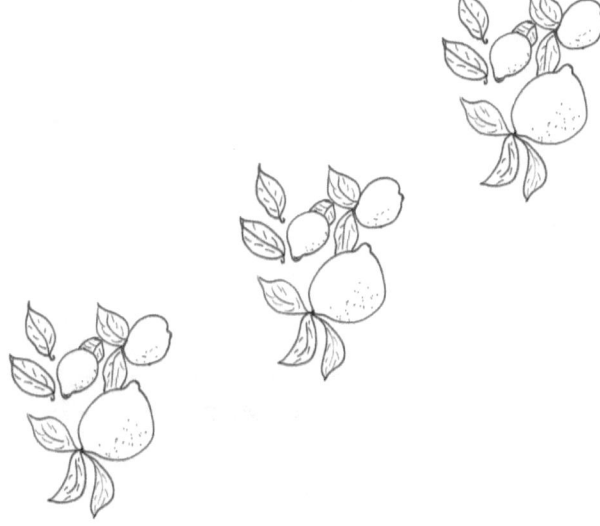

Shampoos und Spülungen für jedes Haar

Pflegende Shampoos mit Zitronenöl reinigen das Haar besonders gründlich, ohne es auszutrocknen oder zu belasten. Das ätherische Zitronenöl regt die Durchblutung der Kopfhaut sanft an und schützt vor Schuppenbildung und Trockenheitsschäden.

Zitronenshampoo für jedes Haar

100 ml Neutralshampoo (aus dem Reformhaus)
50 Tropfen Zitronenöl

Das Öl gründlich in das Shampoo einrühren und wie gewohnt verwenden.

Pflegespülung nach der Haarwäsche

Für Pflegespülungen nach der Haarwäsche eignet sich frisch gepresster Zitronensaft besonders gut. Er verleiht dem Haar einen seidigen Glanz und duftige Fülle.

2 l warmes Wasser
Der Saft einer ganzen Zitrone

Den Saft durch ein feines Sieb abseien und in das warme Wasser mischen. Nun das frisch gewaschene Haar mit dieser Mischung nochmals durchspülen. Danach nicht mehr abspülen!

Pflegende Nährpackung

Einmal wöchentlich sollte neben der Gesichtshaut auch das Haar intensiv gepflegt werden. Eine nährende Haarkurpackung mit Zitronensaft eignet sich auch hierfür sehr gut.

5-10 EL Pflanzenöl (je nach Haarlänge)
5 Tropfen Zitronenöl
1 Spritzer frisch gepresster Zitronensaft

Alle Zutaten gut vermischen und mit den Händen auf das handtuchtrockene Haar auftragen. Kämmen Sie Ihr Haar mit einem Kamm einmal durch, so verteilt sich die Packung bis in die Haarspitzen. Lassen Sie die Packung zirka 1 Std. einwirken, und waschen Sie sie dann mit einem sanften Shampoo aus.

Strahlend weiße Zähne durch Zitronensaft
Selbstverständlich gehört auch die gründliche Zahnreinigung zu einer natürlichen Körperpflege. Frisch gepresster Zitronensaft bietet sich ideal zur Zahnreinigung an: Einige Tropfen purer Zitronensaft auf der Zahnbürste entfernt Zahnbeläge, Nikotin- und Tee- oder Kaffeeflecken und verleiht Ihren Zähnen ein strahlendes Weiß. Zusätzlich können Sie noch eine Prise Salz auf Ihre Bürste streuen. Das regt das Zahnfleisch an und schützt vor Zahnfleischbluten und Parodontose.
Leichtes Abbürsten der Zungenoberfläche mit frisch gepresstem Zitronensaft entfernt Bakterien und verleiht einen frischen, angenehmen Atem.

Ein Verwöhnabend nur für Sie

Einmal wöchentlich sollten Sie sich eine ganz besondere Pflegebehandlung gönnen. Am besten planen Sie regelmäßig einen Abend nur für Ihre Schönheitspflege ein.

In diesen Stunden verwöhnen und pflegen Sie sich von Kopf bis Fuß und kommen einfach einmal ganz zur Ruhe. Sanfte, meditative Musik und eine Tasse beruhigender Kräutertee unterstützen die erholsame Wirkung Ihres Pflegeabends zusätzlich. Nachfolgend möchte ich Ihnen gerne ein kleines Kurprogramm für zu Hause vorstellen. Alle benötigten Kosmetika stammen aus dem oben stehenden Rezeptteil.

Das benötigen Sie für Ihre Schönheitspflege:

• Reinigungsöl und Gesichtswasser

• Meersalzpeeling und Körperöl

• Gesichtspackung (frisch angemischt)

• Fertige Haarkurpackung (frisch angemischt)

• Hornhauthobel- und feile, Maniküreschere und Nagelfeile

• Papiertücher, Plastiktüte, Handtücher, Bademantel, dicke Socken

• Entspannende Musik und ausreichend Tee oder Wasser

Kleines Kurprogramm für Ihre Schönheit

Entfernen Sie mit Reinigungsöl Make-up und Staub von Ihrem Gesicht. Nun folgt, neben der Haarwäsche, ein Meersalzpeeling für Gesicht und Körper in der Dusche.Danach die Haut sanft abtrocknen und die Horn-haut an den Füßen entfernen.

Anschließend die Haarkurpackung auftragen und mit einer Plastiktüte und einem angewärmten Handtuch bedecken. Das erhöht die pflegende Wirkung der Haarkurpackung zusätzlich.

Nun die Körperhaut mit dem Körperöl in kräftigen Streichungen massieren.

Danach tragen Sie die jeweilige Gesichtspackung wie beschrieben auf. Bedecken Sie Ihr Dekolleté und den Hals mit Papiertüchern, damit Sie Ihren Bademantel schließen können.

Hüllen Sie sich in den warmen Bademantel, und feilen Sie Ihre Fingernägel und Zehennägel.

Entfernen mit einem Rosenholzstäbchen (in Drogerien erhältlich) vorsichtig die Nagelhaut.

Jetzt sollten Sie für mindestens 30 Minuten warm eingepackt ruhen. Legen Sie dabei die Beine etwas erhöht, das entstaut die Venen und hilft gegen „dicke Beine".

Spülen Sie danach die Haarkurpackung und die Gesichtspackung ab, und befeuchten Sie die Haut von Gesicht, Hals und Dekolleté mit Gesichtswasser. Abschließend Ihre Tageslotion sparsam auf die Haut auftragen.

Lassen Sie sich Ihren Pflegeabend von nichts und niemand verplanen! Denn in „stürmischen" Zeiten ist ein solcher Abend wie eine rettende Insel!

Gesund kochen mit der Kraft der Zitrone

Wem der Genuss einer ganzen rohen Zitrone ein zu saueres Geschmackserlebnis ist, findet nachfolgend eine Vielfalt an Rezepten, in denen die Kraft der Zitrone steckt. Die Gerichte und Drinks sind nicht nur lecker, sondern gleichzeitig auch gesundheitsfördernd. Bereichern Sie Ihren täglichen Speiseplan doch mal mit Zitronengerichten:

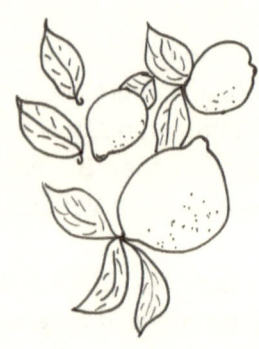

Leichte Gerichte für Zwischendurch

Zitronennudeln mit Fenchel

Zutaten für 3-4 Personen:
3 Fenchelknollen
1 Tl Butter
etwas Weißwein
Salz, Pfeffer, Muskat
Saft einer Zitrone
1 Bund Zitronenmelisse
1 El Olivenöl
270 g Frischkäse
3 El geriebenen Parmesan
250 g Bandnudeln

1. Fenchelknollen putzen, waschen, vierteln und in einen Topf geben. Fett, etwas Weißwein, 1/8 l Wasser, Salz, Pfeffer und Muskat hinzufügen und alles zugedeckt etwa 15 Minuten dünsten lassen.
2. Fenchelstücke herausnehmen und mit dem Saft einer halben Zitrone beträufeln.
3. Die Zwiebel für die Soße schälen und in Würfel schneiden. Dann die Zitronenmelisse waschen, trocken schütteln und fein zerhacken.
4. Öl erhitzen und Zwiebeln darin anbraten. Alles mit 1/8 Liter Fenchelwasser aufgießen und nach und nach den Frischkäse mit dem Schneebesen unterrühren. Mit dem restlichen Zitronensaft und der gehackten Zitronenmelisse verfeinern. Je nach Bedarf mit Salz abschmecken.
5. Die Nudeln in Salzwasser nach Vorschrift kochen, abschrecken und mit der Soße vermischen. Dann zusammen mit den Fenchelknollen servieren.

Zitronenreis auf Weinblättern

Zutaten für 4 Personen:
200 g Rundkornreis
1 Knoblauchzehe
3 El Öl
1 Lorbeerblatt
60 g gehackte Mandeln
1/2 rote Peperoni
1 Tl Salz
Saft von 2 Zitronen
1/4 l heller Traubensaft
1/2 l Hühnerbrühe
geriebene Schale einer unbehandelten Zitrone
Pfeffer, Zucker
10-12 frische oder eingelegte Weinblätter

1. Reis waschen und abtropfen lassen.
2. Knoblauch schälen, halbieren, kurz im erwärmten Öl
ziehen lassen und wieder herausnehmen.
3. Lorbeerblatt, Mandeln und die gehackte Peperoni in das
Öl geben, leicht erhitzen, aber nicht bräunen.
4. Den Reis dazugeben und glasig dünsten. Nach und nach
Traubensaft, Zitronensaft, Hühnerbrühe und Zitronenschale
beifügen und je nach Geschmack etwas Salz einstreuen.
5. Nun unter Rühren den Reis aufkochen und etwa 20
Minuten weich garen lassen.
6. Mit Pfeffer, Salz und Zucker abschmecken und das
Lorbeerblatt entfernen.
7. Die Weinblätter ca. eine Minute in kochendem Wasser
blanchieren, eiskalt abschrecken und gut trocknen.
8. Risotto warm oder kalt auf den Weinblättern servieren.

Fischgerichte

Lachs mit Zitronen-Dill-Soße

Zutaten für 2 Personen:
1 Zwiebel
Salz
1 El Butter
1/2 Tl Speisestärke
Saft einer Zitrone
100 g Schlagsahne
3 El Creme fraiche
1 Bund Dill
250 g Räucherlachs in dünnen Scheiben
Pfeffer
Stangenweißbrot

1. Zwiebeln schälen, würfeln und im heißem Fett andünsten.
2. Speisestärke darüber stäuben, Zitronensaft und Sahne dazugießen und Creme fraiche unterrühren.
3. Soße kurz einköcheln lassen und mit Salz und Pfeffer abschmecken.
4. Dill waschen, trocken schütteln und dann zerhackt ebenfalls unter die Soße geben.
5. Lachsscheiben auf dem Teller anrichten und mit der etwas abgekühlten Soße und dem Stangenweißbrot servieren.

Zitronen-Heilbutt in Weinsoße

Zutaten für 4 Personen:
4 Heilbuttkoteletts
1 unbehandelte Zitrone
700 g frischer Blattspinat
1 Knoblauchzehe
Salz
300 g Basmati-Reis
2 Tomaten
3 El Butter
Pfeffer
60 g durchwachsener Räucherspeck
7 Salbeiblätter
100 ml trockener Weißwein
2 Tl Pinienkerne

1. Die Koteletts waschen, trocken tupfen und mit
Zitronensaft beträufeln.
2. Spinat verlesen und waschen, kurz in kochendem Wasser
aufwallen lassen und dann kalt abschrecken.
3. Die Knoblauchzehe abziehen und durch die Presse
drücken.
4. Reis nach Anleitung in Salzwasser kochen.
5. Die Tomaten überbrühen, abschrecken, abziehen,
halbieren, entkernen und in Würfel schneiden.
6. 2 El Butter in einem Topf zergehen lassen Spinat,
Knoblauch und etwas Pfeffer hinzugeben und kurz
andünsten.
7. Speck in 1 cm dicke Streifen schneiden und in einer
Pfanne auslassen. Dann die Speckstreifen aus der Pfanne
nehmen und die restliche Butter und abgeriebene Zitronenschale hinzugeben. Darin den Fisch mit den Salbei braten.

8. Den Fisch aus der Pfanne nehmen, den Bratensud mit Wein ablöschen und kurz aufköcheln lassen.

9. Fisch und Speckstreifen wieder in die Soße geben, kurz ziehen lassen und je nach Bedarf mit Salz und Pfeffer abschmecken.

10. Die Pinienkerne grob hacken, unter den Spinat heben und abschmecken.

11. Reis abgießen, Tomaten darunter heben, salzen und pfeffern.

12. Den Fisch mit der Soße, dem Reis und dem Spinat servieren.

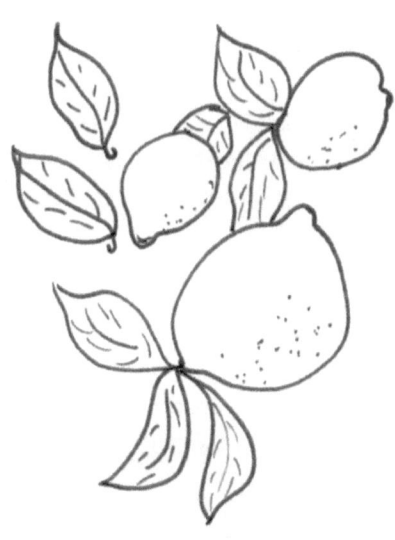

Fleischgerichte

Zitronenschnitzelchen

Zutaten für 3-4 Personen:
2 unbehandelte Zitronen
8 Kalbsschnitzel zu je 60-70 g
2 Eier
1 Tl Senf
Salz und Pfeffer
4 El Milch
1 El Mehl
30 g Butter
2 El Öl
3 El gehackte Petersilie

1. Die Zitronen gut waschen, trocken tupfen und eine von ihnen schälen und in dünne Scheiben schneiden. Die andere Zitrone auspressen.
2. Schnitzel klopfen.
3. Die Eier mit Senf, Salz, Pfeffer, Milch und Mehl verquirlen und die Schnitzel von beiden Seiten darin wälzen.
4. In einer Pfanne Butter und Öl erhitzen und die Schnitzel darin goldgelb braten. Dann herausnehmen und warm stellen.
5. Den restlichen Bratensaft durch ein Sieb gießen, wieder zurück in die Pfanne geben und die Zitronenscheiben mit dem übrigen Saft und etwas Wasser darin aufkochen.
6. Mit Salz und Pfeffer abschmecken, die Petersilie unterrühren über die Schnitzel geben und servieren.

Zitronenhuhn

Zutaten für 2-3 Personen:
1 frisches Brathähnchen
Schale und Saft von 2 Zitronen
Pfeffer
Kräutersalz
3 Scheiben Parmaschinken
200 g Schalotten
60 ml Weißwein
1 Zweig Salbei

1. Das Hähnchen sorgfältig waschen und innen und außen trocken tupfen.
2. Zitronenschale abreiben. Den Saft auspressen und in das Hähnchen geben.
3. Das Hähnchen außen mit Zitronenschale und Pfeffer einreiben, mit Folie abdecken und eine Nacht in den Kühlschrank stellen.
4. Am nächsten Tag das Hühnchen einsalzen, in eine feuerfeste Form legen und mit Parmaschinken belegen.
5. Dann das Hähnchen im vorgeheizten Backofen bei 175° C etwa 2 Stunden lang garen lassen.
6. Schalotten abziehen und in dem Weißwein etwa 20 Minuten halbgar dünsten lassen.
7. Nach zirka einer Stunde die Schalotten zu dem Hähnchen geben, Salbeiblätter in der Form verteilen und während der restlichen Garzeit den Weinsud in kurzen Abständen über das Hähnchen gießen.
8. Das Hähnchen in vier Stücke zerlegen und mit den Schalotten portionsweise auf die Teller verteilen.
9. Den Sud sorgfältig entfetten, über das Fleisch geben und z.B. mit Baguette servieren.

Kalbsragout mit Zitrone und Spinat

Zutaten für 4 Personen:

1 kg Kalbfleisch

3 El Öl, Salz, Pfeffer

20 g Mehl

1 El klare Instantbrühe

1 kg Spinat

2 Zwiebeln

3 El Pinienkerne

1 El Butterschmalz

150 g stichfeste saure Sahne

4 El Zitronensaft

3 El geriebener Parmesan

1 Zitrone zum Garnieren

1. Das Fleisch waschen, trocknen und in Würfel schneiden.
2. Öl in einer Pfanne erhitzen und die Fleischstückchen für zirka 5 Minuten darin anbraten.
3. Mit Salz und Pfeffer würzen, etwas Mehl darüber stäuben und dann mit 3/4 l Wasser ablöschen.
4. Brühe einrühren, zugedeckt alles 25 Min. schmoren.
5. Den Spinat gründlich waschen und verlesen. Zwiebeln fein würfeln und die Pinienkerne in einer trockenen Pfanne goldbraun rösten.
6. Butterschmalz erhitzen, Zwiebeln dazugeben und andünsten. Nun den Spinat zufügen und alles mit Salz und Pfeffer würzen.
7. Die stichfeste Sahne in das Ragout rühren und mit Salz, Pfeffer und dem Zitronensaft abschmecken.
8. Ragout und Spinat portionsweise anrichten, mit Parmesan und Pinienkernen bestreuen und mit Zitronenscheiben garnieren. Dazu werden Reis oder Spätzle serviert.

Schweineröllchen in Zitronensoße

Zutaten für 4 Personen:
4 Schweineschnitzel
4 Tl Tomatenmark
4 Scheiben Schinkenspeck
8-10 Salbeiblätter
5 El Öl, Salz, Pfeffer
200 ml Brühe
300 g Bandnudeln
1 kleiner Radicchio
1 El Essig
etwas Zucker
1 El Butter
3 El Créme fraiche
4 El Zitronensaft

1. Die Schnitzel mit Tomatenmark bestreichen und mit Salz und Pfeffer würzen.
2. Auf jedes Schnitzel eine Scheibe Schinkenspeck und 2 Salbeiblätter legen, einrollen und mit einem Holzspießchen zusammenstecken.
3. 3 El Öl in einem Topf erhitzen, die Röllchen rundherum anbraten, mit Brühe ablöschen und dann zugedeckt etwa 30 Minuten schmoren lassen.
4. Nudeln nach Vorschrift in reichlich Salzwasser kochen und nach dem Abgießen sofort Butter unterheben.
5. Salat waschen und klein zupfen und in einer Marinade aus Essig, Öl, Salz und Zucker wenden.
6. Rouladen aus dem Topf nehmen und den Bratensud mit Créme fraiche und Tomatenmark anrühren. Zitronensaft hinzufügen und je nach Bedarf mit Salz und Pfeffer abschmecken.

7. Die Schweineröllchen mit den Nudeln und der Soße anrichten. Mit Salbeiblättern und Zitronenscheiben garnieren.
8. Salat getrennt dazu servieren.

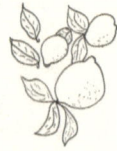

Desserts, Torten, Kuchen

Zitronencreme

Zutaten für 4 Personen:
400 g Schlagsahne
250 g Dickmilch
Saft von zwei kleinen Zitronen
abgeriebene Schale einer unbehandelten Zitrone
4 El Zucker
5 Blatt weiße Gelantine

1. Die Sahne mit einem Rührgerät steif schlagen.
2. Die Dickmilch mit dem Zucker, dem Zitronensaft und der abgeriebenen Schale verrühren und unter die Sahne heben.
3. Die Gelantine nach Packungsanleitung in Wasser einweichen, ausdrücken und unter die Masse rühren.
4. Die Creme solange in den Kühlschrank stellen, bis sie geliert.

Zitronensorbet mit Prosecco

Zutaten für 4 Personen:
2 unbehandelte Zitronen
160 g Zucker
1 Eiweiß
Prosecco oder Sekt zum Auffüllen
60 g Himbeeren
eventuell Zitronenmelisse zum Verzieren

1. 1 Zitrone waschen und die Schale abreiben.
2. 300 ml Wasser, Zucker und Zitronenschale unterrühren aufkochen, bis sich der Zucker gelöst hat. Dann erkalten lassen.
3. Eiweiß steif schlagen.
4. Beide Zitronen auspressen und den Saft als auch den erkalteten Zuckersirup unter den Eischnee rühren.
5. Masse etwa 1 1/2 Stunden gefrieren lassen, gründlich durchrühren, weitere 40 Min. gefrieren und nochmals durchrühren.
6. Nun das Sorbet portionsweise in Gläser füllen, mit Prosecco aufgießen und mit Himbeeren und Melisse verziert servieren.

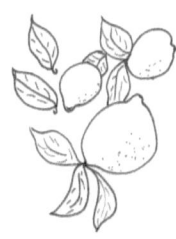

Apfel-Zitronen-Sahne

Zutaten für 4 Personen:
2 säuerliche Äpfel
1 1/2 unbehandelte Zitronen
400 g Schlagsahne
Zucker nach Bedarf

1. Äpfel schälen, vierteln und entkernen.
2. Mit einer Reibe fein raspeln und mit 6 El Zitronensaft beträufeln.
3. Sahne Steif schlagen und die Äpfel darunter heben.
4. Je nach Geschmack mit 2-3 El Zucker süßen.

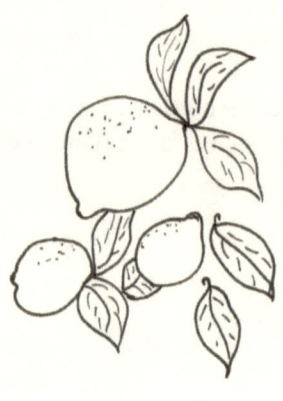

Joghurt-Zitronen-Creme

Zutaten für 4 Personen:
4 Blatt weiße Gelatine
2 unbehandelte Zitronen
3 Eier
70 g Zucker
300 g Sahne-Joghurt
Zitronenmelisse zum Verzieren

1. Gelatine in kaltes Wasser einweichen.
2. Zitronen gut waschen und die Schale einer Zitrone abreiben. Von der anderen Zitrone zwei Scheiben zum Verzieren abschneiden. Dann beide Zitronen auspressen.
3. Die Eier trennen und nur das Eigelb mit dem Zucker schaumig schlagen.
4. Joghurt, Zitronensaft und abgeriebene Zitronenschale dazugeben und umrühren.
5. Aufgeweichte Gelatine ausdrücken, im heißen Wasserbad auflösen und ebenfalls unter die Creme geben. Eine halbe Stunde lang kalt stellen.
6. Eiweiß steif schlagen und unter die schon leicht gelierte Masse ziehen.
7. Creme portionsweise in Gläser füllen und nochmals für zirka 2 Stunden kalt stellen.
8. Mit Zitronenspalten und Melisse verziert servieren.

Zitronentorte mit Baiser-Haube

Zutaten für eine Springform von 26 cm
Durchmesser:

Teig:
200 g kalte, in Würfel geschnittene Butter
1 Prise Salz
1 Ei
250 g Mehl
etwas Fett für die Form

Füllung:
4 unbehandelte Zitronen
2 Eier
2 Eigelb
200 g Créme fraiche
160 g Zucker

Baiser- Haube:
3 Eiweiß
150 g Zucker

1. Die Teigzutaten mit den Händen zu einem glatten Teig
verkneten, zu einer Kugel formen, in Folie wickeln und etwa
eine Stunde in den Kühlschrank stellen.
2. Die Kuchenform gründlich ausfetten und den Teig mit den
Fingern dünn auf dem Boden verteilen. Dabei auch einen
etwa 2-3 cm hohen Rand formen.
3. Den Teig mit etwas Backpapier abdecken und auf der
untersten Schiene im 200° C vorgeheizten Backofen 35 Min.
backen. Backpapier entfernen und den Teig abkühlen lassen.

4. Von einer Zitrone die Schale abreiben und dann alle Zitronen auspressen.

5. Zitronensaft, Zitronenschale, Eier, Eigelb, Créme fraiche und Zucker mit dem Rührgerät zu einer dicken Creme schlagen und auf dem vorgebackenem Boden verteilen.

6. Springform auf die unterste Schiene des auf 180° C heruntergestellten Backofens geben und die Füllung zirka 45 Minuten stocken lassen. Nach der Hälfte der Zeit jedoch mit Alufolie abdecken, damit die Masse nicht zu dunkel wird. Nun die Torte abermals gut abkühlen lassen.

7. Inzwischen das Eiweiß steif schlagen und nach und nach den Zucker dazugeben.

8. Die Baisermasse auf den Kuchen verteilen und bei etwa 180° C10 Minuten zart bräunen lassen.

9. Die Torte sollte gut ausgekühlt serviert werden.

Zitronen-Bällchen

Zutaten für 2 Bleche á 30 Stück:
150 g Mehl
60 g Butter, Salz
4 Eier
Fett für das Blech
6 Blatt weiße Gelantine
300 g Zitronenjoghurt
0,2 l süße Sahne
1 Päckchen Vanillezucker

1. 1/4 Liter Wasser mit der Butter und etwas Salz zum
Kochen bringen, das Mehl auf einmal in den Topf geben und
solange rühren bis ein Kloß entstanden ist. Topf vom Herd
nehmen, wenn sich am Boden ein weißer Belag gebildet hat.
2. Den Kloß in eine Schüssel geben, etwas abkühlen lassen
und nach und nach die Eier unterrühren.
3. Backofen auf etwa 175° C vorheizen. Backblech einfetten
und leicht mit Mehl bestäuben.
4. Den Teig in einen Spritzbeutel mit füllen und nussgroße
Rosetten auf das Backblech spritzen. Da das Gebäck stark
aufgeht, einen Abstand von jeweils 2 cm lassen.
5. Auf der mittleren Schiene etwa eine halbe Stunde lang
backen und dann gut auskühlen lassen.
6. Gelantine etwa 5 Minuten in kaltem Wasser einweichen,
ausdrücken und im heißen Wasserbad auflösen.
7. Den Zitronenjoghurt in eine Schüssel geben und die
Gelantine darunterrühren.
8. Sahne mit dem Vanillezucker steif schlagen und unter
den Joghurt heben, sobald er anfängt zu gelieren.
9. Die Zitronencreme in einen Spritzbeutel geben,
Teigbällchen halbieren und mit der Creme füllen.

Zitronen-Schoko-Torte

Zutaten für eine Springform von 26 cm
Durchmesser:

1 Paket Backmischung für Schokoladenkuchen und
die auf der Packung angegebenen Zutaten (Milch,
Eier, Fett)
Fett für die Form
3 Zitronen
6 Blatt weiße Gelantine
250 g Schlagsahne
80 g Puderzucker

1. Den Schokoladenteig nach Packungsanweisung
zubereiten, in eine gefettete Springform geben und backen.
2. Eine Zitrone waschen, abtrocknen und die Schale
abreiben.
3. Die anderen Zitronen samt der weißen Haut abschälen,
die Filets zwischen den Häutchen herausschneiden, Saft
auffangen und die Filets in Stücke schneiden.
4. Die Gelantine nach Anweisung im kalten Wasser
aufweichen.
5. Sahne, 50g Puderzucker und Zitronenschale verrühren.
Dann die Gelantine auflösen und darunterheben. Alles etwa
20 Minuten kalt stellen.
6. Den inzwischen abgekühlten Kuchen aus der Form lösen
und zweimal quer durchschneiden.
7. Die Zitronensahne zu einer luftigen Creme aufschlagen,
Zitronensaft und -stücke unterheben und nochmals 10-15
Minuten kalt stellen.
8. Die abgeriebene Zitrone bis zum Fruchtfleisch abschälen
und dann in dünne Scheiben schneiden.

9. Die Hälfte der gekühlten Creme auf den unteren Boden streichen und das mittlere Teigstück aufsetzen. Darauf die restliche Masse geben und den Teigdeckel aufsetzen.
10. Die Torte dick mit Puderzucker bestäuben und mit Zitronenscheiben und Melisse dekorieren.

 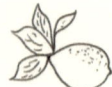 

Saucen und Marinaden

Joghurt-Zitronen-Dressing
Passt gut zu Obst und Gemüsesalaten

Zutaten:
1 Zitrone
Salz, Zucker
weißer Pfeffer
1/8 l süße Sahne
1 Stängel frische Zitronenmelisse
150 g Joghurt

1. Zitrone auspressen und den Saft mit Salz, Zucker und Pfeffer verrühren, bis sich alles aufgelöst hat.
2. Sahne steif schlagen und locker darunterrühren.
3. Melissenblätter in feine Streifen schneiden und zusammen mit dem Joghurt unter das Dressing ziehen.

Zitronen-Joghurt-Soße

Passt gut zu Artischocken

Zutaten:

2 Zitronen

1 El Zucker

170 g Joghurt

Salz, weißer Pfeffer

2 El Schnittlauchröllchen

Zubereitung:

1. Zitronen abwaschen und trocknen.

2. Von der Schale etwa einen Teelöffel voll feine Streifen abschneiden.

3. Zucker in einem kleinen Topf bei mittlerer Hitze schmelzen, dann 2/3 der Zitronenschale hinzufügen und unter ständigem Umrühren karamelisieren lassen bis die Masse goldbraun ist.

4. Nach dem Abkühlen den Joghurt und den Saft einer halben Zitrone einrühren und das Ganze mit Salz und Pfeffer abschmecken.

5. Nun den frischen Schnittlauch unterheben und die restliche Zitronenschale darüberstreuen.

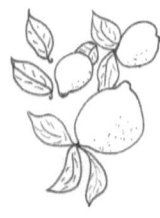

Zitronen- Olivenöl- Marinade

Passt gut zu Chinakohl und Chicorée oder auch zu Reis- und Nudelsalat

Zutaten:
1 Zitrone
Salz, Zucker
Cayennepfeffer
5-6 El Olivenöl
5 paprikagefüllte grüne Oliven
1 El gehackte Petersilie

1. 5 El Zitronensaft mit Salz, Zucker und Cayennepfeffer verrühren.
2. Dann das kaltgepresste Olivenöl darunterschlagen und die in dünne Scheiben geschnittenen Oliven und die Petersilie dazugeben.

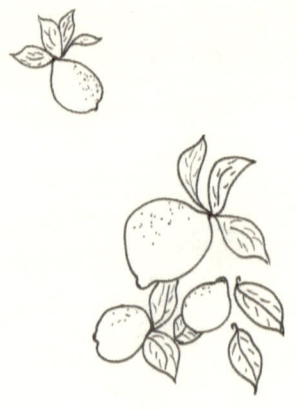

Kühle Drinks für heiße Tage

Zitronen-Honig-Limo

Zutaten für etwa 4 Personen:
2-3 unbehandelte Zitronen
4 El Honig
1 Flasche Mineralwasser

1. Die Schale der Zitronen abreiben, die Früchte dann halbieren und auspressen.
2. Den Saft und die Schale in ein Gefäß geben, mit Honig vermischen und etwa eine halbe Stunde ziehen lassen.
3. Nun den Zitronensaft auf vier Gläser verteilen und mit Mineralwasser aufgießen.

Caipirinha

Zutaten:
1 Zitrone
2 Tl braunen Zucker
zerstoßenes Eis
4 cl Zuckerrohrschnaps

1. Zitronen schälen und achteln und die Stücken zusammen mit dem Zucker in einem stabilen Glas zerstampfen bis der Zucker sich aufgelöst hat.
2. Dann das Glas mit Eis auffüllen, den Schnaps dazugeben und kräftig umrühren.

Cuba Libre

Zutaten:
4 Eiswürfel
1 Zitrone
4 cl weißer Rum
kalte Cola

1. Eiswürfel, Zitronensaft und Rum in ein Longdrinkglas geben, mit eiskalter Cola aufgießen, eine Zitronenscheibe in das Glas geben und servieren.

Zitronen-Mint-Mix

Zutaten:
1 Zitrone
3-4 Eißwürfel
2 cl grüner Pfefferminzlikör
2 cl Gin
Mineralwasser
blaue Trauben
1 Orange

1. Saft der Zitrone, Pfefferminzlikör und Gin in einen Shaker geben und schütteln.
2. Den Mix in ein hohes Glas abseihen und mit Mineralwasser aufgießen.
3. Einen Partyspieß abwechseln mit blauen Trauben und Orangenscheiben bespicken und in das Glas stellen und servieren.

Anhang - Kleine Sprachkunde

Von dem griechischen Wort „kedromêlon" leitet sich der Wortstamm „citrus" ab. Kedromêlon bedeutete ursprünglich Zedernapfel. So ist der Wortteil „mêlon" auch mit dem lateinischen Wort „malum" für Apfel verwandt. Die Römer verkürzten den griechischen Namen auf kedro und es entstand das der lateinischen Wortbildung entsprechende „citrus". Das deutsche „Limone", „Limette" und das englische „lemon" sind aus dem persischen Namen der Frucht, „limun" hervorgegangen. Ebensolche Ableitungen wie „Limonade".

arabisch	lemun
chinesisch	ning meng
englisch	lemon
estnisch	harilik sidrunipuu
finnisch	sitruuna
französisch	citron
hindi	Limbu, Bijaura
indonesisch	jeruk
italienisch	limone
japanisch	remon
malaysisch	limao
marathi	limbu
niederländisch	citroen
russisch	limon
schwedisch	citron
spanisch	limón
thai	ma nao leung
vietnamesisch	trai chanh, Chanh tay

Wichtige Adressen

Autorenseite von Petra Neumayer,
aktuelle Seminare und Vorträge.
www.skripthaus.com

Autorenshop von Petra Neumayer; Bücher und
viele Produkte rund um Heilen mit Symbolen.
www.heilzeichen-shop.com

www.medizin-zum-aufmalen.com

www.heilenmitzahlen.de

www.russischeheilweisen.de

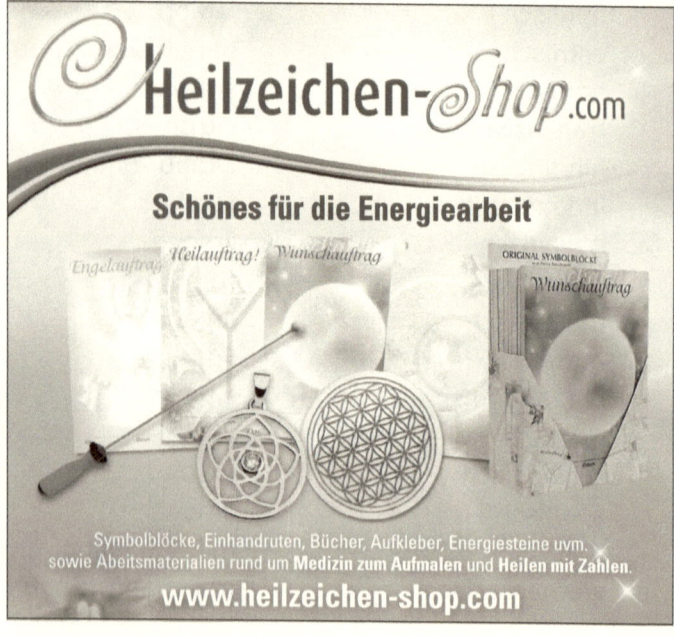

Bücher von Petra Neumayer

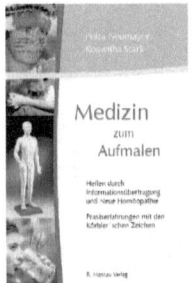
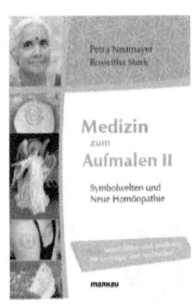
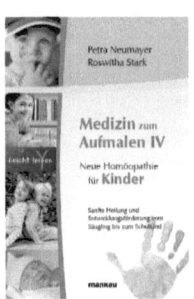

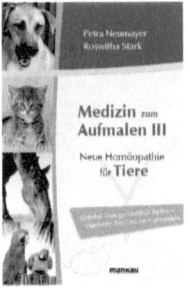
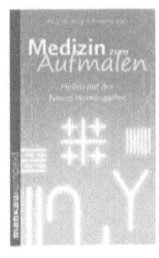
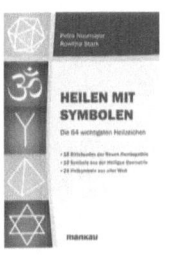

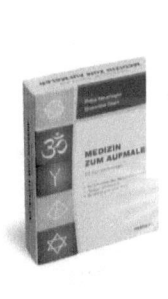

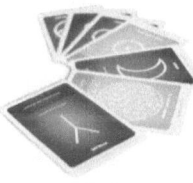

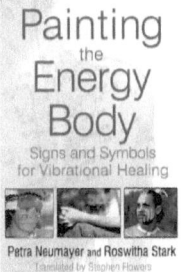

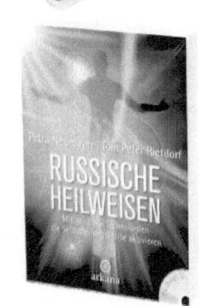

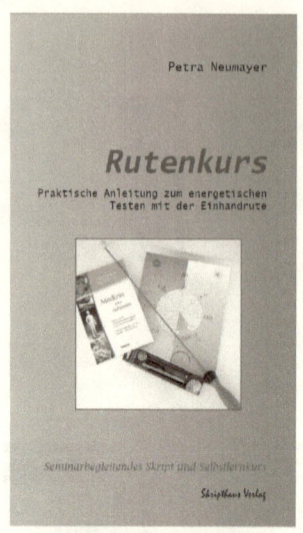

Petra Neumayer

Rutenkurs

Praktische Anleitung zum energetischen
Testen mit der Einhandrute

Seminarbegleitendes Skript und Selbstlernkurs

Skripthaus Verlag

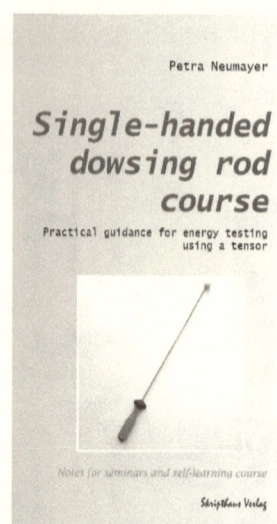

Petra Neumayer

Single-handed dowsing rod course

Practical guidance for energy testing
using a tensor

Notes for seminars and self-learning course

Skripthaus Verlag

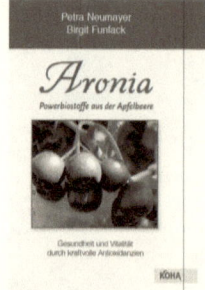

Petra Neumayer
Birgit Funfack

Aronia

Powerbiostoffe aus der Apfelbeere

Gesundheit und Vitalität
durch kraftvolle Antioxidanzien

KOHA

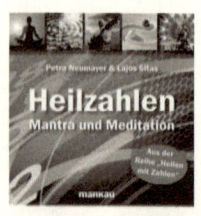

Petra Neumayer & Lajos Sifas

Heilzahlen
Mantra und Meditation

Aus der
Reihe „Heilen
mit Zahlen"

mankau

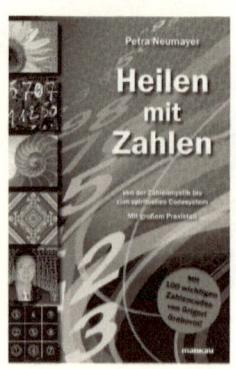

Petra Neumayer

Heilen mit Zahlen

von der Zahlenmystik bis
zum spirituellen Codesystem

Mit großem Praxisteil

mankau

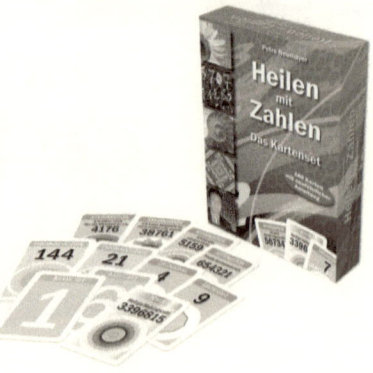

Petra Neumayer

Heilen mit Zahlen
Das Kartenset